진짜 건강하려면
운동하지 마라

NAGAIKI SHITAKEREBA, UNDO WA YAMENASAI!
by SATO Seiji
Copyright @2015 SATO Seiji
All rights reserved.

Originally published in Japan by IKEDA PUBLISHING Co., Ltd., Tokyo.
Korean translation rights arranged with IKEDA PUBLISHING Co., Ltd., Japan
through THE SAKAI AGENCY and EntersKorea Co., Ltd.

이 책의 한국어판 저작권은 ㈜엔터스코리아를 통해 저작권자와 독점 계약한 끌리는책에 있습니다.
저작권법에 의하여 한국 내에서 보호를 받는 저작물이므로 무단 전재와 무단 복제를 금합니다.

미래의 건강 상식, 림프 케어 건강법!

진짜 건강하려면 운동하지 마라

사토 세이지 지음 | 김정환 옮김

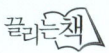

진짜 건강하려면
운동하지 마라

초판 1쇄 발행 2016년 9월 19일
초판 2쇄 발행 2017년 5월 11일

지은이 사토 세이지
옮긴이 김정환

펴낸이 김찬희
펴낸곳 끌리는책

출판등록 신고번호 제25100-2011-000073호
주소 서울시 구로구 경인로 55 재도빌딩 206호
전화 영업부 (02) 335-6936 편집부 (02) 2060-5821
팩스 (02) 335-0550
이메일 happybookpub@gmail.com
페이스북 https://www.facebook.com/happybookpub/
블로그 http://blog.naver.com/happybookpub

ISBN 979-11-87059-12-7 13510
값 12,000원

- 잘못된 책은 구입하신 서점에서 교환해드립니다.
- 이 책 내용의 일부 또는 전부를 재사용하려면 반드시 사전에 저작권자와 출판권자에게 서면에 의한 동의를 얻어야 합니다.
- 이 도서의 국립중앙도서관 출판예정도서목록(CIP)은 서지정보유통지원시스템 홈페이지 (http://seoji.nl.go.kr)와 국가자료공동목록시스템(http://www.nl.go.kr/kolisnet)에서 이용하실 수 있습니다.(CIP제어번호: CIP2016017895)

머리말

운동하면
정말 건강해질까?

운동을 해도 왜 몸 상태는 별로일까?

"운동은 몸에 나쁘다!"

이 말을 들은 사람들의 대부분이 '그게 무슨 뚱딴지같은 소리야?' 하는 반응을 보인다. 그런데 이 말은 사실이다. 대부분의 사람은 '운동을 하면 건강해진다', '건강해지려면 운동을 해야 한다'고 믿고 있다. 그래서 운동 부족이라고 느끼면 서둘러 러닝이나 근육 트레이닝, 스트레칭 등을 시작한다. 그런데 운동을 했는데도 몸이 개운하지 않고, 아무리 잠을 자도 피로가 풀리지 않고, 아침에 잠자리에서 일어나기가 힘이 들고, 낮에도 쉽게 피로하다고 느낀다. 병원에 갈 정도까지는 아니지만 왠지 몸 상태가 별로라고 생각한다. 당신도 이런 경험을 한 적이 있지 않은가? 도대체 당신의 몸속에서는 무슨 일이 일어나고 있는 것일까?

운동은 '연소'다. 연소란 산소를 들이마셔 영양소를 에너지로 바꾸고 산화물과 노폐물을 배출하는 것이다. 그런데 이것을 환기가 안 되는 방에서 하면 어떻게 될까? 방 안에 있는 사람은 자신이 내뿜는 일산화탄소 중독으로 죽고 만다.

운동 부족을 느끼는 사람의 몸은 환기가 안 되는 방과 같다. 몸이 나른해서 개운해지려고 운동을 했는데 개운해지기는커녕 오히려 피곤해진다. 운동을 할수록 노폐물이 배출되지 않고 쌓이기 때문이다. 정확히 말하면 운동 부족으로 움직여지지 않는 몸을 억지로 움직여 격렬한 운동을 한 탓에 피로가 더 쌓였다고 할 수 있다.

건강해지려고 운동할 필요는 없다

그렇다면 노폐물이 쌓이지 않게 하기 위해서는 어떻게 해야 할까? 답은 간단하다. 방을 예로 들 경우 환기를 잘 시키면 된다. 즉 몸속 체액의 흐름을 좋게 하면 된다.

우리의 몸속에서는 체액인 혈액과 림프가 끊임없이 순환하고 있다. 이 흐름이 정상이면 노폐물은 쌓이지 않는다. 그러나 근육이 딱딱해지면 림프가 정체된다. 따라서 그렇게 되지 않도록 근육을 관리할 필요가 있다. 다만 근육을 관리하려고 운동을 할 필요는 없다. 오히려 '운동을 하면 안 된다'고 생각하기 바란다. 내가 "운동은 몸에 나쁘다"라고 주장하는 이유가 여기에 있다.

우리의 일상에는 건강에 나쁜 것이 수없이 많다. 운동처럼 몸에 좋다고 여기는 것 중에도 사실은 위험한 것이 많다. 지금부터 그런 것들을 하나하나 설명할 예정이다. 당신이 그동안 알거나 생각하던 것과는 많이 달라 충격을 받을지도 모른다.

다만 오해하지 말았으면 하는 점이 있나. 운동을 좋아한다면 얼마든지 해도 된다. 근육을 정상적인 상태로 만들고 림프의 흐름이 원활하도록 몸을 유지하고 관리한다면 운동을 해도 괜찮다. 중요한 것은 운동을 할 수 있는 몸을 먼저 만드는 데 있다.

마사지, 지압, 스트레칭으로는 통증 해소가 안 된다

　요즘에는 근육의 결림이나 통증을 마사지나 지압, 스트레칭으로 고치려는 경향이 있는데, 나는 이 또한 잘못되었다고 주장한다. 많은 사람을 괴롭히고 있는 어깨 결림이나 요통 등의 통증에 대한 치유법도 오류투성이다. 방법 자체가 틀렸기 때문에 많은 사람이 어깨 결림과 각종 통증에 시달리고 있다고도 할 수 있다. 마사지, 지압, 스트레칭도 몸에는 좋지 않은 행위다.

　장시간 책상 앞에 앉아서 일하느라 어깨가 뻣뻣하게 굳어 있다. 여름에는 냉방으로 몸이 차가워져 두통이 생기고, 겨울에는 추위에 움츠리느라 어깨가 뻐근하다. 무거운 짐을 들기도 힘이 든다. 이런 상태가 되면 사람들은 마사지나 지압을 받으러 달려간다. 마사지를 받을 때는 딱딱해진 근육이 풀린다는 생각에 아픔마저도 참아낸다. 일종의 마약처럼 '아픔 속의 쾌감'을 느낀다. 하지만 사실 여기에는 많은 위험이 존재한다.

　'운동은 몸에 좋다', '마사지나 스트레칭은 근육을 치유해준다'고 생각하는 사람은 지금까지 깊게 뿌리 박혀 있던 고정관념을 완전히 깨겠다는 생각으로 상상력을 발휘하며 이 책을 읽어보기 바란다.

자세만 바꿔도 된다

요즘 사람들은 평소에 컴퓨터와 스마트폰 등을 자주 사용한다. 일하는 시간의 대부분을 책상 앞에 앉아서 보내는 사람도 많다. 장시간 컴퓨터 화면을 들여다보고 있으면 자기도 모르게 목이 점점 앞쪽으로 기울면서 등이 구부정해진다. 젊은 세대뿐만 아니라 기성세대 중에도 자세가 이렇게 되어 버린 사람이 많다.

이것이 몸 상태를 나쁘게 만드는 원인 중 하나라는 사실은 많은 사람이 알고 있다. 그리고 "나쁜 자세를 교정해야 합니다"라는 말을 들으면 대부분 허리를 뒤로 젖히며 등을 꼿꼿이 세우고 가슴을 활짝 연다. 그런데 이 또한 올바른 자세는 아니다. 구부정한 자세는 물론, 허리를 뒤로 젖히고 등을 꼿꼿이 세운 자세 또한 '나쁜 자세'다. 진짜 '좋은 자세'는 몸의 어디에도 불필요한 힘이 들어가지 않은 상태다. 힘이 들어가면 몸에 부담이 가서 근육이 경직된다.

이처럼 올바른 줄 알았는데 사실은 몸에 큰 부담을 주는 자세가 있다. 잘못된 습관이 들어 버린 탓에 몸이 개운해지지 않는다.

이 책에서는 어디에도 불필요한 힘이 들어가지 않아 몸에 부담을 주지 않는 올바른 자세를 하나하나 설명할 것이다. 선 자세뿐만 아니라 걷는 자세, 앉아 있는 자세도 포함된다.

머리말

피곤해지지 않는 몸, '사토식 림프 케어'로 만든다

나는 치과 의사로서 오랫동안 턱관절 디스크를 치료해왔다. 뒤에서 자세히 말하겠지만, 이 치료법을 연구하는 과정에서 근육에 힘을 줘서는 안 되며 가볍게 흔들어서 '이완시키는' 것이 중요함을 깨달았다. 그리고 근육을 느슨하게 하려면 힘의 조절이 중요하다는 사실, 몸의 축은 '귀'에 있다는 사실, 건강의 비밀은 림프의 순환에 있다는 사실을 규명해냈다. 그 후 나는 근육을 느슨하게 하는 것을 '근이완'이라고 명명하고, 근육을 느슨하게 해서 몸의 통증을 없애고 몸을 정돈하는 치유법으로 '사토식 림프 케어'를 고안했다.

중이 제 머리 못 깎듯이 의사가 자기 병 못 고친다고, 예전에는 나도 몸 상태가 엉망이었다. 학창 시절부터 어깨 결림과 요통에 시달렸고, 20대에는 입원도 경험했다. 호르몬의 균형이 무너진 적도 있다. 그중에서도 요통은 특히 심각한 수준이었다. 내 아이를 안는 것조차도 고통이었다. 그런데 림프 케어를 계속한 결과 지금은 요통이 씻은 듯이 사라졌고 몸도 양호한 상태가 되었다. 운동이나 근육 트레이닝은 일체 하지 않았지만 의외로 괜찮은 신체를 유지하고 있다. 나는 지금 50대지만 완전히 젊어져 지금까지의 인생에서 가장 가볍고 피곤해지지 않는 몸을 유지하고 있다. 현역 운동선수나 격투기 선수에게 비할 바는 아니지만 취미로 운동이나 근육 트레이닝을 하고 있는 20~30대에게는 힘과 스피드 모두 밀리지 않을 만큼의 신체 능력을 갖췄다.

나는 이 림프 케어를 확산시키기 위해 일본 전국에서 각종 세미나를 개최하고 있다. 그 횟수는 이미 1000회를 넘겼으며 참가자는 누계 3만 명에 이른다. 세미나의 모습과 림프 케어 이론을 인터넷에 동영상으로도 올렸고, 덕분에 많은 사람의 반향과 공감을 얻었다. 지금은 림프 케어가 어깨 결림에 효과가 있다는 평가를 받고 있는데, 사실 림프 케어는 어깨 결림뿐만 아니라 온몸에 효과가 있다. 림프 케어는 사람이 건강해지기 위한, 행복해지기 위한 '새로운 생활 방식'이라고 해도 과언이 아니다.

올바르게 몸을 사용하고 근육을 움직이는 법

림프 케어는 '케어'라는 이름처럼 림프의 흐름을 순환시켜 몸의 기능을 높이는 '치유법'이다. 애쓰거나 무리하지 않고 자신의 페이스를 지키면서 건강해지는 방법이며, 자신의 의지로 자신의 몸을 제어하는 기술이다.

부디 이 책을 읽고 올바르게 몸을 움직이는 법, 올바르게 근육을 사용하는 법을 익히기 바란다. 그러면 몸이 점점 달라질 것이다. 이 책에 있는 내용을 실천하면 근육이 부드러워지고 지금까지 느꼈던 몸의 이상도 해결된다. 어깨 결림, 요통, 만성 피로, 부종……. 이런 몸의 이상과 통증에서 해방되면서 마사지나 지압 같은 것을 받을 필요가 없어진다. 중독처럼 반복했던 '아픔 속의 쾌감'을 버려도 되는 것이다. 예전에 뻐근하던 근육을 아무리 꾹꾹 눌러도 아픔이 느껴지지 않게 된다. 운동이나 근육 트레이닝이 건강 관리에 도움이 되지 않는다는 것을 몸이 저절로 알게 된다.

또 운동선수나 운동을 취미로 삼는 사람은 전보다 더 무리 없이 움직일 수 있게 되며 더 힘을 낼 수 있게 된다. 그 결과 실력이 놀랄 만큼 향상된다. 나는 "운동은 몸에 나쁘다"라고 주장하지만, 운동선수의 경우는 평생 현역으로 활약해주기를 기대한다. 나이나 부상을 이유로 은퇴하지 않고 평생 운동을 즐기면 좋겠다.

이를 위해서는 근육을 치유해야 한다.

지금부터 소개할 림프 케어를 실천하면 건강을 위해 따로 운동할 필요는 없다. 이것만큼은 단언할 수 있다. 그러나 건강하게 운동하려면 림프 케어가 필요하다. 스트레칭이나 마사지로는 몸을 치유할 수 없다. 림프 케어로 근육을 이완시켜 림프의 흐름을 좋게 하면 나이를 먹어도 운동을 계속할 수 있다. 그리고 운동의 나쁜 점은 배제하면서 운동을 해도 피곤해지지 않는 몸을 만들 수 있다. 또한 몸을 잘 쓰는 법을 마스터하면 많은 사람을 괴롭히는 부상도 당하지 않게 된다. 핵심은 근력에 의존하지 않고 근육을 연계시키는 것이다.

이 책은 운동을 하지 않고도 많은 사람들이 오랫동안 건강하고 활기차게 살기를 바라는 마음에서 썼다. 뿐만 아니라 운동을 좋아하는 사람이 운동을 즐기면서 오랫동안 계속할 수 있도록 돕겠다는 마음도 담았다.

림프 케어가 잘못된 건강상식을 바꿀 토대가 되고, 이 책이 계기가 된다면 더없이 행복하겠다.

사토 세이지

머리말 운동하면 정말 건강해질까? —— 5

1장 운동을 멈춰야 내 몸이 산다

어제의 건강 상식은 오늘의 비상식 —— 19
운동선수는 수명이 짧다? —— 22
운동은 '연소'하는 것 —— 25
건강하게 살려면 지혜가 필요하다 —— 30
건강에 도움이 되지 않는 운동, 마사지, 스트레칭 —— 33
'움직일 수 있는 몸'이 되려면 —— 38
몸의 기능을 높이기 위해 필요한 것 —— 41

2장 '강(腔)'을 의식하면 건강해진다

사람의 몸을 지탱하는 것은 무엇인가? —— 47
사람의 몸은 '빈 페트병'과 같다 —— 53
몸에는 세 개의 '강(腔)'이 있다 —— 57
'겉모습만의 아름다움'은 몸에 부담을 준다 —— 61
강이 찌그러지면 몸에 부담이 가해진다 —— 64
몸의 '강'을 세우면 건강해진다 —— 68
구강을 넓히는 '귓불 돌리기' —— 71
★ 귓불 돌리기 —— 79

3장 '귀'를 축으로 삼으면 균형이 잡힌다

사람 몸에는 세로축이 없다 —— 89
동물 몸의 중심도 귀다 —— 93
잘못된 자세가 몸의 이상을 초래한다 —— 97
올바르게 서는 법 —— 101
올바르게 앉는 법 —— 106
올바르게 걷는 법 —— 111

4장 근육을 '느슨하게 하면' 몸이 가벼워진다

근육이 느슨해지면 젊어진다 —— 117
수축한 근육은 '쥐어짠 물수건'과 같다 —— 120
근육이 '느슨해진다'는 의미는? —— 124
아주 약한 힘을 주면 근육은 느슨해진다 —— 128
근육이 느슨해지는 8가지 조건 —— 132
근육은 양보다 질이다 —— 137
새우등과 어깨 결림을 개선하는 '힌손 만세 체조' —— 140
★ 한손 만세 체조 —— 145
대요근과 골반을 바로잡는 '옆으로 누워 다리 돌리기' —— 149
★ 옆으로 누워 다리 돌리기 —— 154

몸을 '올바르게' 사용하는 법

여섯 개의 '지지근'이 사람을 서 있게 한다 —— 161
굴근과 신근의 관계 —— 166
굴근과 신근을 효과적으로 사용하는 방법 —— 172
섬라인과 펑키라인 —— 176
이렇게 짐을 들면 몸이 편하다 —— 179
통증이 사라지는 '반짝반짝 잼잼 마술' —— 185

 ## 림프가 자연스럽게 흐르는 몸을 만든다

림프란 무엇인가? —— 193
근육의 펌프 운동이 림프를 흐르게 한다 —— 199
림프가 새어 나오는 압력 —— 202
'림프를 흐르게 하면 건강해진다'는 것은 큰 오해다 —— 207
림프가 '자연스럽게 흘러야' 건강해진다 —— 210
건강한 몸을 유지하려면 —— 213

맺음말 '고통'에 초점을 맞추지 않는 삶 —— 218

1

운동을 멈춰야
내 몸이 산다

어제의 건강 상식은
오늘의 비상식

'운동은 건강에 좋다'가 비상식?

젊은 사람들은 잘 이해가 안 될지 모르지만, 내가 어렸을 때는 학교 체육 수업 중이나 운동하는 도중에 물을 마시는 것이 금기 사항이었다. 물론 요즘 선생님이나 체육 지도자가 학생들에게 운동 중에 물을 마시지 못하게 했다가는 "학대!"라며 난리가 날 것이다. 그밖에도 하체를 단련하려면 토끼뜀이 좋다거나 야구 선수는 어깨가 식으니 수영을 하면 안 된다는 등, 지금은 모두가 '말도 안 되는 소리!'라고 생각할 만한 것을 예전에는 많은 사람이 상식으로 믿고 있었다.

이처럼 지금은 상식이라고 믿는 것도 몇 년이 지나면 비상식이 될 가능성이 분명 있다. 현재 많은 사람이 '운동은 건강에 좋다'고 믿고 있다. 이것은 꽤 오래된 상식이다. 실제로 마라톤 대회는 항상 참가자로 대성황을 이루고, 내 주변에도 바쁜 시간을 쪼개서 헬스클럽에 다니는 사람이 많다. 공원이나 호수 근처에는 매일 운동하는 사람들로 넘쳐난다.

사람들은 왜 운동이 몸에 좋다고 생각하는 것일까? 아마도 '운동 부족은 몸에 나쁘다. 고로 운동은 몸에 좋다'라는 논리 때문이 아닐까? 그런데 이것은 정말 맞는 생각일까? 나는 아니라고 생각한다. '운동은 건강에 나쁘다'는 내 주장은 사실 현재의 상식과는 거리가 멀다고 할 수 있다. 실제로 "근육 트레이닝, 러닝, 스트레칭, 마사지는 전부 몸에 나쁘다!"라는 말을 들으면 당신은 어떤 생각이 드는가? 아마도 대부분은 "농담이지?"라고 말할 것이다. 그래도 나는 단언한다.

"운동은 몸에 나쁘다!"

내가 제안하는 '사토식 림프 케어'는 나이와 상관없이 모두가 손

쉽게 실천할 수 있는 건강법이다. 괴로운 러닝도, 힘든 근육 트레이닝도 일체 하지 않는다. 하는 것이라고는 오직 한 가지, '근육 이완'뿐이다. 물론 남들에게 권하기 전에 내 몸을 대상으로 이것저것 실험을 했다. 림프 케어를 계속한 결과 나는 점점 젊어졌다. 현재 나는 50대지만, 40대 시절보다 확실히 몸이 가벼워졌고 활기가 생겼다.

아직은 비상식으로 여길 '림프 케어'지만, 가까운 미래에 반드시 상식이 된다고 확신한다.

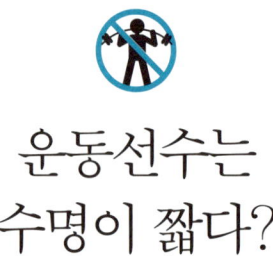

운동선수는 수명이 짧다?

단명하는 운동선수들

흔히 운동선수는 강인한 신체와 정신의 소유자라는 이미지가 있다. 물론 겉으로는 일반인보다는 건강해보인다. 그런데 정말 그럴까? 최근 들어 과학자와 학자들 사이에서도 운동이 몸에 좋지 않다고 주장하는 사람이 조금씩 늘고 있다. 오쓰마 여자대학의 오사와 세이지(大澤淸二) 교수 그룹이 실시한 조사에 따르면, 운동을 자주

운동을 자주 하는 사람과 잘 안 하는 사람의 평균 수명

학과	평균 수명
체대 계열	60.57세
문과 계열	66.76세
이과 계열	66.11세

출전: 오사와 세이지 저 《스포츠와 수명スポーツと寿命》 1998년, 아사쿠라서점

하는 체대 계열 사람과 운동을 잘 안 하는 문과·이과 계열 사람의 수명을 비교한 결과 체대 계열의 수명이 약 6년이나 짧았다고 한다. 분명히 유명 운동선수가 돌연사한 사례는 일일이 나열할 수 없을 만큼 많다.

운동은 '연소'다. 연소란 산소를 들이마셔 영양소를 에너지로 바꾸고 이산화탄소와 산화물을 배출하는 것이다. 우리가 살고 있는 것 자체가 연소라고도 할 수 있다. 운동은 평소보다 더 많은 영양과 산소를 사용해 연소시킨다. 따라서 낭연히 많은 이산화탄소와 산화물을 배출한다. 과연 연소는 몸에 좋은 것일까? 그 답은 뒤에서 자세히 이야기하겠지만, 연소에는 '불완전 연소'의 위험이 있다. 불완전 연소가 몸에 나쁘다는 사실은 전문가가 아닌 일반인도 많이 알

고 있다.

　좋은 성적을 유지하면서 오랫동안 현역에서 활약하고 있는 운동선수들은 경기 중이든 경기 후든 몸을 천천히, 그리고 지속적으로 움직인다. 이 움직임은 근육을 느슨한 상태로 계속 유지한다.

　중요한 점은 몸을 움직일 수 있는 환경을 미리 마련해 놓는 것이다. '사토식 림프 케어'에 그 방법이 있다.

운동은 '연소'하는 것

격렬한 운동은 '불완전 연소'

사람의 몸은 영양소와 산소를 흡수해 연소하고 이산화탄소와 산화물을 배출해 에너지를 얻는다. 운동을 하면 평소보다 많은 영양소와 산소를 연소시키게 되는데, 그러면 당연히 그만큼 많은 이산화탄소와 산화물이 배출된다.

연소가 과연 몸에 좋을까? 방 안에서 물건을 태운다고 상상해보

자. 방 안에는 공기가 있다. 창문을 열어젖혀 통풍이 잘 되게 하면 물건이 타더라도 아무런 문제가 없다. 그런데 문을 꼭꼭 닫은 상태에서 태운다면 어떻게 될까?

산소가 적고 배기가 되지 않는 곳에서 연소를 시키면 불완전 연소가 일어나 독성이 높은 산화물이 방 안을 가득 채우게 된다. 그럼 그 안에 있는 사람은 죽고 만다.

우리의 몸속에서도 이와 같은 일이 일어나고 있다. 산소(흡기)가 부족하고 배기가 잘 되지 않는 상태에서 많은 양을 연소시키면 산화물이 가득 차게 된다.

또한 산화물이 몸속에 쌓이면 주변의 세포까지 산화시켜 노화를 부추기는 원인이 된다. 이것이 근육에서 일어나면 통증을 유발하는 요인도 된다.

안전하게 태우려면 흡기와 배기에 신경을 쓰면 된다. 창문을 활짝 열고 태우면 그만이다. 우리 몸도 마찬가지다. 운동을 해서 에너지를 많이 연소시키는 것보다 흡기와 배기를 확실히 해서 안정적으로 연소시키는 것이 중요하다. 이것이 "운동을 할 수 있는 몸을 갖춰 놓는다"는 말의 의미다.

불완전 연소와 완전 연소

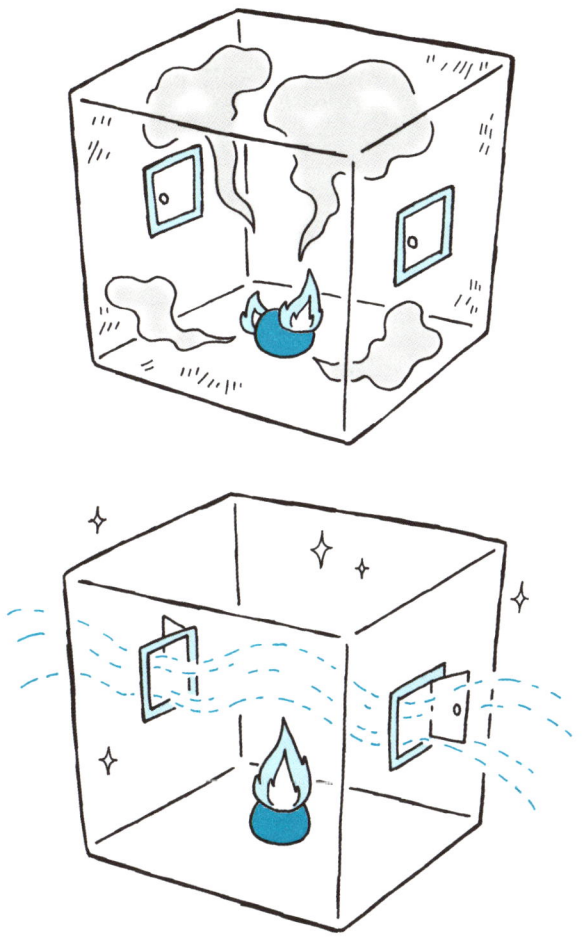

창문을 꼭꼭 닫은 방 안에서 물건을 태우면 불완전 연소를 일으켜 산화물이 가득 차게 된다. 한편 환기가 잘 되는 방에서는 안정적으로 완전 연소시킬 수 있다.

운동이 싫으면 하지 마라

운동을 정말 좋아해서 운동이 즐겁다면 해도 상관없다. 중요한 것은 환경을 만드는 일이다. 흡기와 배기를 확실히 해서 안정적으로 연소시킬 수 있는 몸을 유지한다면 운동을 해도 문제가 없다. 그러나 건강을 위해 억지로 운동을 계속하고 있다면 당장 그만둘 것을 권한다. 또 건강을 위해 운동을 해야 한다고 막연히 생각하는 사람도 운동할 필요가 없다.

말은 이렇게 했지만, 현대인의 의식 속에는 '운동은 몸에 좋다'는 생각이 신앙처럼 매우 뿌리 깊게 박혀 있다. 운동 부족이라고 느끼면 일단 간단히 할 수 있는 근육 트레이닝이나 러닝을 시작하는 사람이 많다. 성실한 사람일수록 지나치게 열심히 운동을 하는데, 그 결과 근육이 딱딱하게 굳거나 다치는 경우가 많다.

몸을 전혀 움직이지 않는 것은 분명 좋지 않다. 그러나 운동을 하면 몸이 스트레스를 받는다. 게다가 운동을 싫어하는데 건강을 위한다며 마지못해 운동을 하면 몸과 마음이 이중으로 스트레스를 받는다. 그 마음의 스트레스는 의외로 무시할 수 없다.

성실한 사람일수록 '해야 해'라며 자신에게 압박을 가한다. "병은 마음에서 온다"는 말이 있는데, 보이지 않는 압박감이 몸의 상태에까지 영향을 끼칠 때도 있다.

  운동을 좋아하지 않는데도 건강 때문에 억지로 하고 있다면 지금 당장 그만두기 바란다!

건강하게 살려면 지혜가 필요하다

무작정 열심히 해서는 안 된다

많은 사람이 운동을 하거나 몸을 단련하는 것을 좋은 행동이라고 생각한다. 그래서 운동 부족이라고 느끼면 황급히 운동을 시작하려 한다. 그런데 잠시 생각해보자. 예를 들어 자전거를 타지도 않고 손보지도 않으면서 방치하면 어떻게 될까? 당연히 녹이 슨다. 그리고 녹이 슨 자전거를 갑자기 타려고 하면? 쉽게 망가진다. 사람도 마찬가지다. 평소에 움직이지 않는 근육은 딱딱하게 경직되어 있다. 그런 몸으로 갑자기 운동을 하면 어떻게 될까? 당연히 몸이 망가진다.

일본인 중에는 성실한 노력파가 많은 편이다. 그런데 이런 면이 문제가 된다. 일단 운동을 시작하면 무리를 해서라도 계속하려 한다. 몸이 좋아진다고 믿으면서 더 열심히 한다. 그러나 무리를 하면 몸도 망가지고 마음도 완전히 지쳐버릴 수 있다. 많은 사람들이 참 열심히 산다. "열심히 하겠습니다!", "노력하겠습니다!"라는 말만으로도 열심히 하고 있다는 느낌이 전해진다. 본인은 그렇게 열심히 하고 있다는 것에 만족할지 모르지만, 내 본심을 솔직히 말하면 뭔가 '지혜'가 부족하다고 느낀다.

흔히 "노력하면 꿈을 이룰 수 있다!"라고 하는데, 꿈을 이룬 사람들은 무작정 노력만 한 것이 아니라 반드시 머리를 쥐어짜며 궁리를 했다. '열심히 노력하면 어떻게든 되겠지'라는 발상은 머리를 쓰지 않겠다, 아무 것도 생각하지 않겠다는 말과 같다. 노력이나 근성은 이제 구시대의 발상이다. 중요한 것은 지혜다. 머리를 써서 몸을 정돈해 나가자.

먼 옛날부터 일본인은 '자신을 정돈하는 민족'이었다. 다도, 화도, 서도 등에는 공간을 정돈하는 미학이 있다. 이제부터 우리가 할 일은 몸을 정돈하는 것이다.

"열심히 하지 마십시오. 노력하지 마십시오."

이것이 '사토식 림프 케어'의 철학이다. 또한 이것은 인생에도 그대로 적용된다. 무리하다 몸을 망가트려 인생까지 망친다면 아무런 의미가 없다. 몸도 마음도 힘을 빼고 자신을 다스리자. 림프 케어에는 이를 위한 구체적인 방법이 있다.

건강에
도움이 되지 않는
운동, 마사지, 스트레칭

격렬한 운동은 근육을 경직시킨다

당신은 운동 부족을 해소하기 위해 무엇을 하고 있는가? 학창 시절에 운동을 했던 사람은 격렬한 운동이나 근육 트레이닝을 할 것이고, 운동을 별로 좋아하지 않는 사람이나 소질이 없는 사람은 스트레칭이나 마사지를 하지 않을까 싶다. 그러나 단언컨대 이런 것들은 전부 건강에 도움이 되지 않는다. 이 말에 '뭐? 그런 말은 들어본 적 없는데?'라고 생각하는 사람도 있을 것이다. 그러면 지금부터 왜 도움이 되지 않는지 차근차근 설명하겠다.

먼저 격렬한 운동부터 살펴보자. 격렬한 운동의 대표라면 달리기를 들 수 있다. 느닷없이 달리기를 오래 하면 다음날이나 그 다음날에 근육통이 찾아오는 경우가 있는데, 이때 근육을 보면 딱딱하게 움츠려든 상태다. 격렬한 운동이 근육을 수축시키는 결과를 만드는 것이다.

근육 트레이닝은 노화를 방지하지 못한다

그렇다면 근육 트레이닝은 어떨까? 근육은 나이와 함께 노화한다. 노화한 근육은 수축되어 딱딱해지며, 이 때문에 체액이 순환되지 않는다. 그러면 영양소나 산소가 전달되지 않고 피로 물질이 쌓인다. 그리고 이 악순환이 근육의 결림으로 이어져 통증을 유발한다.

몸을 단련해서 튼튼해지려고 근육 트레이닝에 매진하는 사람들이 있다. 근육 트레이닝의 목적은 특정한 부위에 부하를 가해서 근섬유(51쪽 참조)를 일단 파괴한 다음 재생시켜 강화하는 데 있다. 그러나 근육을 단련해도 결림이나 통증을 없애거나 체력을 키우지는 못한다. 노화를 방지하고 쉽게 피로해지지 않는 몸을 만든다는 의미에서는 역효과다. 근육은 수축하면 딱딱해지기 때문이다. 근육 트레이닝은 근육의 수축을 반복함으로써 근육을 늘리는 운동이다. 그래서 단련하면 단련할수록 근육은 점점 딱딱해진다.

스트레칭은 근육이 힘을 내지 못하게 만든다

또 책상 앞에 앉아 일하면서 짬짬이, 혹은 목욕을 마치고 나와서 스트레칭을 하는 사람도 많다. 분명히 몸을 쭉 뻗으면 기분이 좋아진다. 몸을 움직일 수 있는 범위가 넓어지고 근육이 유연해진 것 같은 느낌이 든다. 그러나 이것은 일시적인 현상이다. 사실 근육은 스트레칭으로는 유연해지지 않는다. 근육은 근섬유라는 가는 섬유처럼 생긴 힘줄의 다발이다. 이 다발을 근막이라는 주머니 같은 막이 감싸고 있으며, 다시 이것들을 더 큰 근막이 감싸고 있다(51쪽 참조). 스트레칭은 그 근막을 늘릴 뿐이다.

또 스트레칭으로 근육이 수축되고 근막이 늘어나면 원래 함께 움직이던 근육과 근막이 함께 움직이지 않게 된다. 게다가 근육을 늘리면 산소와 영양소 등을 함유한 체액을 흡수하지 못해 힘을 내지 못하게 된다. 한마디로 스트레칭은 근육의 기능을 저하시키는 행위다.

또한 근막은 잡아당겨서 늘리면 반사적으로 수축한다. 요컨대 스트레칭을 많이 할수록 근육은 수축되어 더 딱딱해진다.

마사지는 근육을 파괴한다

마지막으로 마사지에 대해 살펴보자. 어깨 결림이 심한 사람은 마사지나 지압으로 어깨 결림이 나아질 것이라고 생각한다. 마사지사나 지압사가 주물러줄 때 느끼는 '아픔 속의 쾌감'에 많은 사람들이 중독되기도 한다. 그런데 사실은 이때 빵빵하게 부푼 근섬유가 끊어진다.

근육이 딱딱해지면 노폐물이 쌓여 빵빵하게 부풀면서 근막이 긴장한 상태가 된다. 그런데 이것을 누르거나 문질러서 압력을 가하면 근막이 파괴되고 근섬유도 끊어진다. 그렇게 되면 체액이 밖으로 새어 나온다. 부풀었던 근육 내의 압력이 낮아지면서 근육은 일시적으로 부드러워지지만, 근막과 근섬유를 손상시켰으니 당연히 통증이 생긴다. 바로 이것이 '아픔 속의 쾌감'의 정체다. 근육은 체액을 순환시키기 위해 수축과 이완을 반복하며 펌프 운동을 하는데, 근육이 파괴되어 구멍이 뚫리면 그 기능도 저하된다. 쉽게 말해 마사지를 받으면 정체되어 있던 체액의 흐름은 더욱 악화된다.

게다가 골치 아프게도 근섬유는 재생하면 전보다 딱딱해지는 성질이 있다. 마사지나 지압을 받은 뒤에 다시 같은 부분이 빵빵하게 부풀지는 않는가? 마사지를 받을수록 그 부분의 근육은 딱딱해진다. 마사지에는 이런 위험이 많이 도사리고 있다.

'움직일 수 있는 몸'이
되려면

중요한 점은 몸의 유지 관리

지금까지 "운동은 몸에 나쁘다"라고 거듭 설명했는데, 정말 운동이 좋아서 하고 있다면 그만두지 않아도 된다. 다만 운동을 하려면 '움직일 수 있는 몸'을 유지하도록 관리하자. 그렇다면 움직일 수 있는 몸은 대체 어떤 몸일까? 답은 근육이 말랑말랑하고 유연한 상태의 몸이다. 이런 상태를 만들려면 체액의 흐름을 원활히 하는 것이 중요하다.

  사람의 몸은 60퍼센트가 수분으로 구성되어 있으며, 이것을 체액이라고 부른다. 체액에는 혈액과 림프가 포함되는데, 혈액과 림프는 몸속을 순환하면서 몸의 세포에 영양소와 산소를 운반하고 노폐물을 씻어내 배출하는 역할을 한다. 그리고 근육이 펌프처럼 수축과 팽창을 반복해 체액을 흐르게 한다. 그런데 근육이 딱딱하게 수축되어 있으면 체액의 흐름이 정체되어 노폐물이 점점 쌓인다. 한편 근육을 느슨하게 해서 체액의 흐름을 원활히 하면 같은 양의 운동을 하더라도 몸은 그다지 나쁜 영향을 받지 않는다.

  내가 가장 하고 싶은 말은 바로 유지 관리의 중요성이다. 나는 치과 의사로서 매일 수많은 환자를 상대하고 있는데, '의사 선생님이 고쳐 주시겠지'라고 생각하는 수동적인 환자는 치료가 잘 진행되지 않는다. 한편 '이 병을 고치고 싶어'라는 적극적이고 강한 마음이 있는 환자는 하루가 다르게 좋아진다. 의사의 역할은 '병을 고치고 싶다'는 환자의 마음을 지원하고, 유지 관리를 돕는 데 있다. 당연한 말이지만, 충치가 생기고 나서 치료하기보다 충치가 생기지 않도록 유지 관리하는 것이 훨씬 좋다.

  '사토식 림프 케어'는 우리 몸에 전혀 부하를 주지 않고 체액을 순환시키는 방법이다. 체액을 순환시키는 데 힘은 필요 없다. 마사지 같은 압력도 필요 없다.

  자신의 몸을 움직일 수 있도록 스스로 유지 관리하고 싶은 사람은 부디 이 책에 적혀 있는 내용을 차분하게 실천해보기 바란다.

몸의 기능을 높이기 위해 필요한 것

'운동'보다 '몸을 움직이기'

사무직인 사람들은 하루 종일 책상 앞에 앉아서 일을 한다. 바깥을 돌아다니는 영업 사원은 이동할 때 택시나 전철을 이용한다. 높은 빌딩에서도 엘리베이터나 에스컬레이터를 이용하면 그다지 많은 운동량이 필요 없다. 집안일도 요즘은 대부분 버튼 하나만 누르면 해결된다. 인터넷을 이용하면 장을 보러 갈 필요도 없다.

이렇듯 편리한 세상이 되었지만, 그 대가로 몸을 움직일 기회가 줄어들었고 이에 따라 근육도 사용하지 않게 되었다. 근육을 움직이지 않으면 우리의 몸에 여러 가지 문제가 발생한다. 다만 움직인다고 해도 이미 말했듯이 러닝이나 근육 트레이닝 같은 격렬한 운동은 오히려 역효과만 부른다. 격렬한 운동은 너무 큰 부하를 주기 때문에 근육이 피로해져 더욱 딱딱해진다. 근육을 느슨하게 하기 위해 굳이 근육을 딱딱하게 만드는 격렬한 운동을 할 필요는 없다. 옛 사람들의 생활을 떠올리며 '운동'보다 '몸을 움직이기'를 의식하면 된다. 그렇게만 해도 근육에는 충분한 운동이 된다. 전철 안에서 앉지 않기, 한 정거장 앞에서 내려 걸어서 출근하기, 에스컬레이터와 엘리베이터 대신 계단을 이용하기, 계속 앉아 있었으면 잠시 일어나보기, 손과 발에서 힘을 빼기……. 할 수 있는 일은 얼마든지 있다.

'무리하게 몸을 움직이거나 근육에 부담을 주는 건 좋지 않다고 하더라도 적당한 운동은 필요하지 않을까?'라고 생각하는 사람도 있을 것이다. 그러나 이것은 관점의 차이에서 비롯된 오해다. 앞에서 운동은 연소라고 말했는데, 몸에 좋은 것은 '연소'가 아니라 '순환'이다. 연소 자체는 산화물을 생산하기 때문에 몸에 나쁘다. 중요한 것은 연소 효율을 높이는 일이며, 이를 위해 순환을 원활히 할 필요가 있다. 순환은 근육을 느슨하게 해서 몸속 림프의 흐름을 좋게 만드는 것이다. 방을 환기시키는 것과 같다. 그리고 이 순환을 개선하는 방법이 바로 림프 케어다. 여기에 운동은 필요가 없다.

약한 힘으로 근육을 해방시킨다

근육을 느슨하게 하기 위해서는 격렬한 운동이 아니라 몸을 조금 움직이는 정도의 '느슨~한 운동'이 가장 좋다. 근육에 부담을 줘서 단련하는 것이 아니라 힘을 빼서 근육을 긴장 상태에서 '해방'시켜야 한다. 또 근육을 '느슨하게 하는' 것과 근육을 '푸는' 것은 다르다. '푼다'고 하면 아무래도 주무르거나 당기는 것, 즉 마사지나 스트레칭을 떠올리게 된다. 마사지나 스트레칭이 근육에 위험한 행위라는 이야기는 이미 앞에서 한 바 있다.

내가 생각하는 '느슨하게 한다'는 틀어지고 딱딱해진 근육을 힘을 주지 않고서 틀어지지 않은 상태로 되돌리는 일이다. 그래서 근육을 해방시키는 최선의 방법으로 고안한 것이 바로 '사토식 림프 케어'다.

2

'강(腔)'을 의식하면
건강해진다

사람의 몸을
지탱하는 것은
무엇인가?

사람의 몸은 플랫폼 공법

인간의 몸속은 다양한 기관으로 채워져 있다. 뼈, 근육, 내장……. 이런 기관들이 어떻게 관련되어 몸을 지탱하고 있는지, 사람은 어떻게 서 있는지 생각해본 적이 있는가?

우리의 몸이 어떻게 구성되어 있는지에 대해서는 현대의 치료법에 따라 몇 가지 견해가 있다. 그리고 각 견해의 차이에 따라 대처법이 다르다.

이것을 건축물의 공법에 비유하면 다음과 같다.

① 축조 공법(軸組工法)

기둥 구조라고도 한다. 일반적인 목조 주택에서 볼 수 있듯이 기둥이 건물을 지탱하는 형식이다. 사람의 몸의 경우 뼈가 기둥, 근육이 벽이라고 생각할 수 있다.

② 막 공법

텐트에서 볼 수 있듯이 팽팽하게 당겨진 심과 막이 구조물을 지탱하는 형태다. 이것을 사람에게 적용하면 피부나 근막의 장력이 사람을 지탱한다고 생각할 수 있다.

③ 플랫폼 공법

투바이포(2×4) 공법이라고도 한다. 기둥이 없고 벽과 천장이 상자로 만들어져 있다. 사람의 몸에 비유하면 근육의 힘이 사람을 지탱한다고 생각할 수 있다.

카이로프랙틱(도수 치료)은 축조 공법의 개념에 가까워서, 몸에

인간의 몸은 플랫폼 구조다

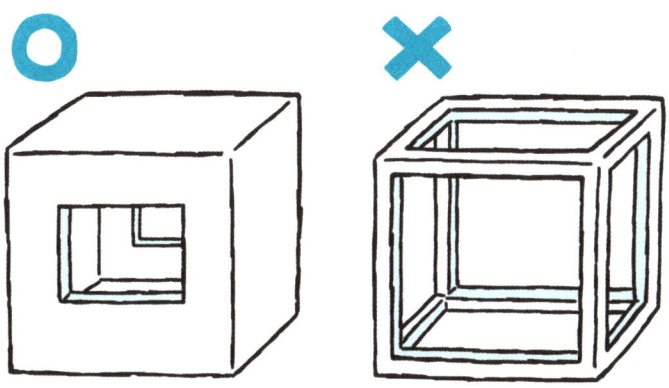

사람의 몸은 뼈가 지탱하는 축조 구조가 아니라 공간이 지탱하는 플랫폼 구조다. 사람이 설 때는 등뼈 같은 뼈가 아니라 근육이라는 통으로 선다.

이상이나 틀어짐이 있을 경우 뼈를 바로잡는다. 오스테오파시(정골요법)는 막 공법의 개념이어서, 근막의 일부가 수축되거나 당길 경우 그 부분을 늘리거나 수축시켜서 균형을 잡는다.

한편 '사토식 림프 케어'에서는 사람의 몸이 플랫폼 공법과 같다고 생각한다. 즉, 사람의 몸은 근육이라는 '상자'로 만들어져 있다고 생각한다.

사람을 설 수 있게 하는 것은 근육의 '통'이다

근육은 가는 빨대가 다발로 묶인 것이라고 상상해보면 된다. 1장에서 이야기했지만, 근섬유라는 가는 힘줄의 다발이 근막이라는 막에 싸여 근섬유 다발이 만들어진다. 그리고 이 근섬유 다발의 다발이 또 다른 근막에 싸여 하나의 근육을 형성한다. 사람의 몸속에서는 이런 근육이라는 통들이 다발을 이루고 있다. 플랫폼 구조는 '상자'이지만, 상자보다는 '통'을 상상하기 바란다. 사람은 뼈의 힘만으로는 설 수 없다. 무거운 머리를 뼈만으로 지탱하는 데는 무리가 있다. 사람의 몸을 지탱하는 것은 바로 근육이다.

근육이라는 통에 체액이 가득 차 있고 잘 순환되고 있는 것이 건

근육의 구조

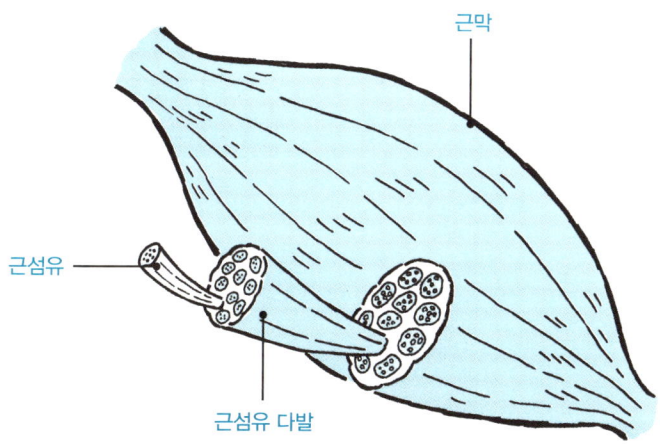

수많은 근섬유라는 가는 힘줄의 묶음을 근섬유 다발이라고 한다. 그리고 근섬유 다발 몇 개의 묶음이 근막이라는 주머니 모양의 막에 싸여 하나의 근육을 형성한다.

강한 상태다. 한편 유지 관리되지 않은 몸은 근육이 틀어지고 딱딱해져 체액이 제대로 순환하지 못한다. 설령 뼈를 본래의 위치로 바로잡더라도 근육이 틀어진 채로 남아 있으면 또다시 나쁜 상태로 돌아가고 만다. 그러나 근육을 바로잡으면 뼈도 자연스럽게 올바른 위치로 돌아가 몸 전체가 좋아진다. 그래서 먼저 근육을 좋은 상태로 바로잡아주자는 것이 림프 케어의 개념이다.

지금부터 몸의 구조와 근육의 관계에 대해 자세히 설명하겠다.

사람의 몸은 '빈 페트병'과 같다

몸에 필요한 것은 커다란 공동(空洞)

앞에서 사람의 몸을 건물에 비유하며 이야기를 했는데, 좀 더 구체적으로 상상해보자. 빈 페트병을 떠올려보기 바란다. 빈 페트병 속에는 아무 것도 들어 있지 않은 것 같지만 공기가 들어 있다. 그래서 안정적으로 서 있을 수 있다. 그 페트병의 뚜껑을 열고 찌그러뜨려보자. 안에 있던 공기가 빠지면서 찌그러질 것이다. 이 상태에

찌그러진 페트병에 공기를 넣는다

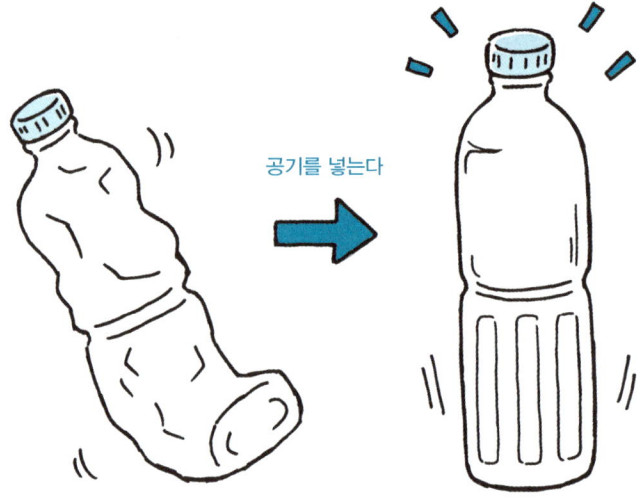

찌그러져 쭈글쭈글해진 페트병은 불안정해서 혼자 서 있지 못하지만, 공기를 넣으면 안정적으로 설 수 있게 된다.

서는 불안정해서 페트병을 세울 수 없으며, 그 상태로 고정되어 원래의 상태로 돌아가지 못한다.

이 찌그러진 페트병이 바로 '부담이 가해진 사람의 몸'이다. 공기가 들어 있지 않은 불안정한 상태에서 무리하게 서려고 하면 어떻게 될까? 뼈와 근육, 내장 등 몸의 일부에 큰 부담이 가해져 여러 가지 문제가 발생한다. 많은 사람을 괴롭히는 어깨 결림과 요통 등은 잘못된 자세가 원인인데, 이는 우리 몸이 찌그러진 페트병과 같은 상태이기 때문이다.

그러나 찌그러진 페트병도 뚜껑을 열고 흔들어주면 서서히 원래의 부푼 상태로 돌아가 다시 안정적으로 세울 수 있게 된다.

근육은 몸을 에워싸는 '신발 끈'

사람의 몸도 마찬가지다. 먼저 자신의 몸을 커다란 통이라고 생각해보자. 그 통의 주위를 근육이 신발 끈처럼 지그재그로 에워싸고 있고, 그 안에 뼈와 장기가 들어 있다. 찌그러진 페트병과 같은 몸은 근육이 틀어지고 딱딱해진 상태이며, 이렇게 되면 뼈도 근육과 함께 틀어져 버린다.

그렇다면 어떻게 해야 이 상태를 올바른 형태로 되돌릴 수 있을까? 이론은 페트병과 같다. 몸 전체의 공동(空洞)을 넓힌다는 느낌으로 틀어지고 딱딱해진 근육을 차례차례 느슨하게 하면 된다. 다시 건축을 예로 들면 건물의 방마다 공간을 정비하는 것이 중요하다. 방 하나하나를 안정된 공간으로 만들어 나가면 건물 전체가 안정되어 튼튼한 건물이 만들어진다. 몸을 바로잡을 때는 항상 이 '안정된 공간'을 만든다는 개념을 염두에 두기 바란다.

몸에는
세 개의 '강(腔)'이 있다

몸속에 공간을 만드는 것이 중요하다고 말했는데, 림프 케어에서는 이 공간을 '강(腔)'이라고 부른다. 강의 종류와 강을 넓히는 방법에 관해 지금부터 자세히 설명하겠다.

먼저 몸속에 어떤 강이 있는지부터 살펴보자. 사람의 몸에는 세 개의 강이 있다. 위에서부터 순서대로 구강, 흉강, 복강이다.

① 구강

좁은 의미의 '구강'은 입속을 가리킨다. '구강 관리'라는 말은 쉽게 들을 수 있다. 구강은 넓은 의미에서는 입이나 코에서 목까지의 비어 있는 부분을 뜻한다. 이 책에서는 넓은 의미의 구강으로 이야기하고 있다.

② 흉강

어깨에서 횡격막까지 늑골과 흉골로 둘러싸인 공간이다. 이 안에 심장과 폐 등이 있다. 공기를 들이마시는 폐는 공간으로 의식하기가 수월할 것이다.

③ 복강

횡격막에서 다리 밑동까지의 부분이다. 위와 장, 골반 등이 있다.

강이 충분히 부풀어 오른 상태를 "강이 섰다"라고 표현한다. 강이 서면 몸은 원통형이 되어 더욱 안정적이 된다. 그러나 현대인의 강은 찌그러져 있다. 두께가 그다지 없는 납작한 몸이다. 그 원인은 나쁜 생활 습관이나 잘못된 자세에 있다. 나이를 먹거나 자세가 좋지 않으면 강이 닫히는 방향으로 진행되는데, 근육이 긴장하거나

사람 몸의 균형을 유지시키는 세 개의 강

구강
입이나 콧속부터 목구멍 안쪽, 인두까지를 포함한 부분.

흉강
어깨부터 횡격막까지의 늑골과 흉골로 둘러싸인 공간. 심장과 폐 등이 여기에 있다.

복강
횡격막부터 다리 밑동까지의 부분. 위와 장, 골반 등이 여기에 있다.

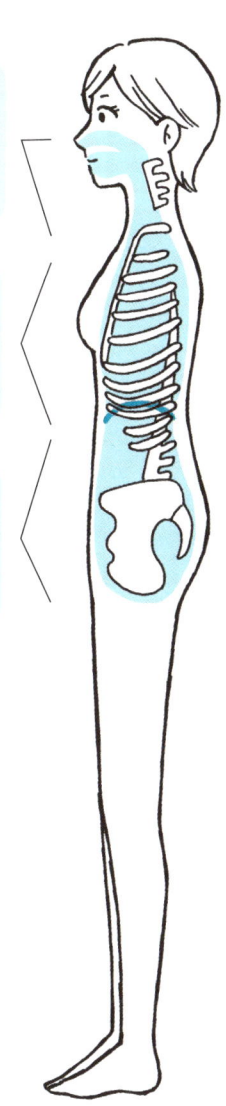

딱딱해져도 강이 찌그러진다. 따라서 이 찌그러진 강을 넓히고 유지해 나가는 것이 건강을 위해 매우 중요하다.

'겉모습만의 아름다움'은 몸에 부담을 준다

나쁜 자세로 가득한 일상생활

여기까지 읽고, '나쁜 자세가 원인이라면 강을 넓히기 위해서는 자세를 바로잡아야겠군'이라고 생각한 사람은 주의하기 바란다. '좋은 자세'가 반드시 건강으로 직결되지는 않는다. 자세한 이야기는 3장에서 하겠지만, 우리의 일상생활 속에는 몸에 부담을 주는 자세나 동작이 많다. 머리가 앞쪽으로 기울어진 새우등, 어깨가 안쪽으로 말려든 둥근 어깨, 사무직에게서 자주 볼 수 있는 앞으로 기운 자세, 등을 꼿꼿이 펴고 선 자세와 앉은 자세, 허리를 뒤로 젖히고 걷는 모델 워킹, 팔을 앞뒤로 크게 흔들며 걷기……. 언뜻 몸에 좋을 것 같은 자세도 있지만, 사실 이런 자세들은 전부 몸에 부담을 준다.

이런 자세들은 강을 찌그러트려 근육에 쓸데없는 부담을 준다. 새우등이나 둥근 어깨, 앞으로 기운 자세는 머리가 앞으로 기울어진 결과 구강을 찌그러트린다. 등을 꼿꼿이 펴거나 허리를 뒤로 젖히면 흉강과 복강이 좁아진다. 또한 팔을 앞뒤로 크게 흔들며 걸어도 불필요한 힘이 들어가 강을 찌그러트린다.

사람은 누구나 다른 사람들의 눈에 예쁘게 보이고 싶어 한다. 여성은 아름다워 보이고 싶어 하고, 남성은 멋져 보이고 싶어 한다. 그러나 요즘 '아름답다'고 평가받는 요소 중에는 사실 건강을 해치는 것도 많다. '겉모습만의 아름다움'은 사실 몸에 부담을 준다.

기능이 동반되는 몸이 아름답다

과거에는 물론 요즘에도 말라야 예쁘다는 인식이 있다. 물론 개

인마다 취향은 다르지만, 뚱뚱한 몸보다는 마른 몸이 더 매력적이라고 생각하는 사람이 많다. 그래서 많은 사람이 아름다움을 추구하기 위해 식사 제한을 하고 과도한 운동으로 지방을 태우는 등 건강하지 못한 방법으로 살을 뺀다. 그러나 요즘에는 이것이 건강에 좋지 않다는 인식이 강해졌고, 너무 마른 모델을 기용하지 않는 등 세계적으로 가치관이 변하기 시작했다.

'건강'과 '아름다움'은 등호로 연결되어 있다. 불필요한 힘이나 부담이 가해지지 않는 상태가 가장 건강하고 아름다우며, 그런 상태일 때 몸의 기능이 제대로 유지된다. 진정한 아름다움은 몸의 기능이 동반되는 '기능미'라고 생각한다.

강이 찌그러지면
몸에 부담이 가해진다

강이 찌그러지면 노화가 빨라진다

강이 찌그러진 몸에는 어떤 부담이 가해질까? 59쪽의 강이 선 상태와 65쪽의 강이 찌그러진 상태를 비교해보기 바란다. 그림을 보고 등이 오싹해진 여성도 많을 것이다. 구부러진 새우등에 처진 가슴과 엉덩이, 볼록 튀어나온 배……. 그렇다. 강이 찌그러진 몸은 바로 노화한 몸 그 자체다. 이것은 여성뿐만 아니라 남성에게도 공

강이 찌그러지면 몸에 부담이 가해진다

① 목이 앞으로 기울어져 새우등이 되면 구강이 찌그러진다.

② 구강과 연동해서 흉강도 찌그러져 호흡이 얕아진다. 또한 가슴도 처진다.

③ 흉곽이 찌그러지면 횡격막이 내려가고, 복강이 찌그러져 배가 앞으로 나온다.

④ 또한 골반이 뒤로 무너지며 엉덩이도 처진다.

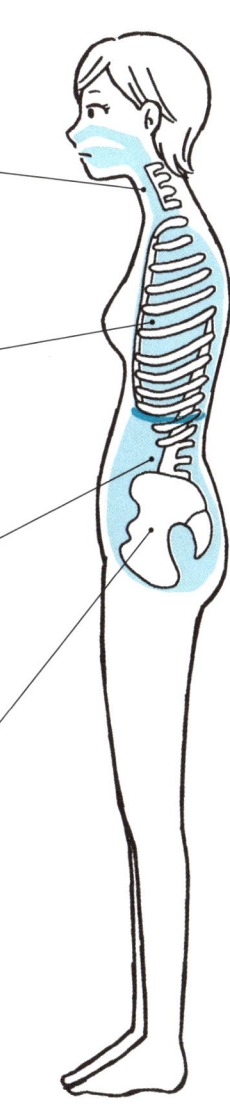

통되는 사항이다.

　머리부터 순서대로 설명하겠다. 먼저 목이 앞쪽으로 기울어져 새우등이 되면 구강이 찌그러진다. 그러면 구강과 연동해서 흉강도 찌그러져 호흡이 얕아지며 가슴이 처진다. 흉곽이 찌그러지면 횡격막이 내려가고, 복강이 찌그러져 배가 앞으로 나온다. 또한 골반이 뒤로 무너지며 엉덩이도 처진다. 여기에 넓적다리 앞쪽의 근육도 땅긴다. 이 부분이 땅땅하게 부었거나 굵다며 고민하는 사람은 강이 찌그러졌을 가능성을 염두에 두기 바란다. 강이 넓어진 몸으로 서 있으면 넓적다리의 뒤쪽 근육(햄스트링)이 사용되기 때문에 앞쪽 근육(대퇴사두근)은 힘이 들어가지 않아 느슨한 상태여야 한다. 그런데 이렇게 몸이 앞으로 기울면 앞쪽 근육에 부담이 가해져 원래 필요 없어야 할 근육이 붙어버린다.

좌우의 균형에도 주의하자

　또 가방을 항상 같은 쪽 손으로 들거나 같은 쪽 어깨에 메고 다니는 등 좌우의 균형이 나쁘면 한쪽 흉강이 찌그러질 수도 있다. 혹시 음식을 씹을 때 한쪽 이만 사용하지는 않는가? 전화를 항상 같은 쪽 손에 들고 통화하지는 않는가? 우리는 일상생활에서 자기도 모르게 좌우 중 한쪽만을 사용하는 경우가 많은데, 전후뿐만 아니라 좌우의 균형도 중요하다.

  이와 같이 강이 찌그러지면 몸매가 나빠지고 몸에 잘못된 습관이 밴다. 그리고 그 습관 때문에 뼈가 틀어지고 근육이 당긴다.

몸의 '강'을 세우면
건강해진다

강이 서야 좋다

찌그러진 강이 노화를 부른다면 선 강은 회춘으로 이어진다고 할 수 있다. 강이 서면 몸은 다양하게 변화한다.

먼저 구강이 넓어지면 새우등이 개선된다. 앞으로 기울어졌던 무게 중심이 뒤로 돌아와 안정적으로 설 수 있다. 입속과 기도가 넓어지므로 호흡이 더욱 깊어진다.

그리고 흉강이 넓어지면 늑골이 더욱 입체적이 되고 흉곽의 위치가 높아진다. 대흉근이 느슨해져 부풀어 오르면 지방의 양에 변화가 없어도 처졌던 가슴이 올라간다.

또한 복강이 넓어지면 횡격막의 위치가 높아져 허리가 잘록해지고 배가 들어간다. 그러면 골반의 위치도 바로잡히며 처졌던 엉덩이도 올라간다.

이와 같이 강이 넓어져 몸이 통 같은 상태가 되면 전체적으로 근육이 위로 올라가 몸매가 좋아진다. 뱃살이 신경 쓰이는 사람도 강을 세우면 반드시 허리가 가늘어진다.

세 강은 연결되어 있다

강이 넓어지면 이렇게 좋아지는데, 어떻게 해야 강을 넓힐 수 있을까? 세 강은 복주머니처럼 연결되어 있다. 구강이 좁아지면 이와 연동해서 흉강과 복강도 좁아진다. 반대로 구강이 넓어지면 흉강과 복강도 함께 넓어진다. 요컨대 강을 넓히는 가장 빠른 길은 구강을 넓히는 것이다. 구강은 음식과 공기를 몸속에 집어넣기 위한 중요한 입구다. 그리고 세 강의 입구이기도 하다.

앞에서 근육은 몸이라는 통을 신발 끈처럼 지그재그로 에워싸고 있다고 말했는데, 그 신발 끝을 위에서부터 순서대로 느슨하게 풀어 나간다고 생각하면 된다. 구강은 발목 부분의 신발 끈을 푸는 역할이기도 하다. 그리고 발등, 발끝까지 순서대로 풀어 나가자. 그러면 전체적으로 공간이 넓어진다.

구강을 넓히는
'귓불 돌리기'

개발의 계기는 턱관절 디스크 치료

귓불 돌리기는 '사토식 림프 케어'의 기본이 되는 자가 치유법으로, 턱관절 디스크 치료법을 연구하는 과정에서 개발했다. 턱관절 디스크는 턱의 관절이나 음식을 씹을 때 사용하는 근육에 이상이 생겨 턱을 움직이지 못하는 병이다. 입을 벌리면 통증이 느껴지며, 증상이 악화되면 음식을 먹거나 말을 하기도 힘들어진다.

처음에 나는 환자의 턱관절 주변 근육이나 저작근을 마사지하는 방법을 시험해봤다. 주무르고, 누르고, 당기고……. 쉽게 말해 일반적인 마사지다. 그런데 환자의 증상은 전혀 개선되지 않았고, 오히려 악화되는 환자도 있었다. 그래서 다른 방법을 연구하기 시작했다. 주무르고, 누르고, 당기기를 그만두고 전과는 반대로 턱관절 주변의 근육을 부드럽게 어루만지며 살짝 흔들어 봤다. 그랬더니 딱딱하게 경직되었던 환자의 턱 주변 근육이 느슨해지면서 증상이 극적으로 개선되었다.

이 결과를 통해 나는 강한 힘보다 약한 힘이 더 효과적임을 깨달았다. 그리고 연구를 거듭한 끝에 귓불을 돌리는 방법을 고안했다. 이것이 몸을 누르거나 주무르거나 당기지 않고 근육을 느슨하게 하는 치유법을 생각한 계기다.

턱의 근육을 느슨하게 하면 구강이 넓어진다

귀는 사람의 '축'이 되는 중심 부분이다. 귀를 중심으로 턱의 관절을 느슨하게 해 온몸의 균형을 바로잡는 것이 중요하다. 목과 어깨, 몸 전체의 균형이 무너지면 턱의 근육이 긴장하는데, 이것을 느순하게 하는 방법으로 고안한 것이 '귓불 돌리기'다. 나는 이 방법을 십수 년 전부터 지도하기 시작했는데, 생각지도 못한 반향을 불러 일으켰다. 많은 사람이 턱관절 디스크가 개선되었음은 물론이고 두통과 어깨 결림, 이명 등이 사라졌다고 증언했다. 몸의 중심을 바로잡자 다양한 몸의 이상이 개선된 것이다. 게다가 얼굴의 주름과 피부 처짐이 사라졌다, 얼굴이 작아졌다, 혈색이 좋아졌다 등 미용 면에도 효과가 있었다. 이것은 전부 예상 밖의 효과였다. 귓불 돌리기를 한 결과 체액의 순환이 좋아지면서 피부의 신진대사가 활발해진 덕분인 듯하다. 귀 주변에 림프관이 집중되어 있기 때문에 몸 전체에 효과가 나타나는 것이다.

귓불 돌리기

① 양쪽 귓불의 뿌리 부분을 가볍게 잡는다.

귓불의 뿌리 부분, 좀 더 정확히 말하면 귓불과 얼굴의 경계선에서 얼굴과 가까운 부분을 엄지손가락과 검지손가락으로 가볍게 잡는다. 입을 벌렸을 때 움푹 들어가는 부분에 엄지손가락을 댄다. 이때 절대 힘을 줘서 잡지 않도록 주의하자. 연필을 쥐었을 때 연필이 떨어질 듯 말 듯 할 정도의 약한 힘을 준다. 쓰지 않는 나머지 세 손가락에도 힘을 주지 않도록 한다.

어깨와 팔에서도 힘을 뺀다. 겨드랑이는 들어야 한다. 겨드랑이가 접혀 있으면 쓸데없는 힘이 들어가면서 흔들림이 몸에 전해지지 않기 때문에 효과가 없다.

② 귀를 살짝 들어 올린다. 그리고 아주 약한 힘으로 4회 뒤로 돌린다.

귀가 가벼워졌다는 느낌으로 귀를 살짝만 들어 올리고 아주 약하게 빙글빙글 뒤로 돌린다. 원의 지름은 1~2밀리미터 정도를 유지하며, 힘은 최대한 약하게 준다. 절대 귓불을 잡아당겨서는 안 된다. 어디까지나 부드럽게, 가볍게 잡는다. 돌리는 움직임을 지나치게 의식하지 말고, 손가락 끝에 힘이 들어가지 않도록 ①에서 잡은 힘을 유지한다.

돌릴 때 주변의 근육에 흔들림이 전달되도록 의식하면 효과적이다. 힘을 빼고 흔들림을 상상하는 것이 중요하다.

또한 입을 살짝 벌리면 흔들림을 더욱 잘 전달할 수 있다.

③ 양 손바닥을 뺨에 가볍게 대고 광대뼈부터 하관까지 아주 약한 힘으로 4회 쓰다듬는다.

※ ①~③을 4회 반복한다.

양쪽 뺨에 손바닥을 살짝 대고 광대뼈부터 하관을 향해 부드럽게 4회 쓰다듬어 내린다. 뺨을 쓰다듬음으로써 교근을 느슨하게 할 수 있다.

핵심은 두 가지다. 절대 힘을 주지 않는 것과 뺨 전체에 손바닥을 대는 것이다. 쓰다듬었을 때 뺨이 손바닥에 당겨져 움직인다면 힘이 너무 강하다는 의미다. 피부가 당겨지지 않을 정도, 수치로 표현하면 1제곱센티미터당 20그램 정도의 압력(203쪽 참조)으로 부드럽게 쓰다듬자. 처음에는 '이렇게 약하게 해도 되는 거야?'라고 생각하겠지만, 너무 힘을 주면 효과가 없다. 약할수록 좋다. 다만 힘을 약하게 줘야 한다는 강박관념 때문에 만지지 않는 부분이 있어서는 안 된다. 손바닥을 뺨의 곡선에 맞춰 확실히 대자.

④ 아래턱을 앞으로 내밀었다가 뒤로 당긴다. 이것을 1세트로 4회 반복한다.

"이~"하고 아래턱을 앞으로 내밀었다가 뒤로 당긴다. 이것을 4회 리드미컬하게 반복한다. 턱을 움직였을 때 통증이 느껴진다면 아프지 않을 정도로 움직이자. 통증을 느끼면 근육이 긴장해서 효과가 없어진다.

⑤ 아래턱을 좌우로 움직인다. 이것을 1세트로 4회 반복한다.

입을 살짝 벌린 상태에서 율동적으로 움직인다. 처음에는 뺨이나 턱에 힘이 들어가기 쉬우니 주의하자. 귀밑에 매달려 있는 턱을 좌우로 가볍게 흔든다는 느낌으로 움직인다.

⑥ 아래턱을 앞으로 내밀고 입을 크게 벌린다.

※ ④~⑥을 3회 반복한다.

④와 같이 아래턱을 앞으로 내민 다음 입을 크게 벌린다. "아~"라고 말하면서 입을 벌리면 힘이 빠진다.

④~⑥까지의 움직임이 턱관절과 저작근, 입 주변의 근육을 느슨

하게 한다. 처음에는 잘 되지 않는 경우가 많겠지만 거울을 보면서 천천히 해보기 바란다. 서서히 크고 율동적으로 움직일 수 있게 될 것이다.

⑦ 양 팔꿈치를 90도로 굽히고 어깨 높이로 올리며, 손바닥은 안쪽을 향한다. 아래턱을 앞으로 내민다. 이 상태에서 팔꿈치를 4회 뒤로 뺀다.

아래턱을 앞으로 내밀고 양 팔꿈치를 90도로 굽히며, 어깨와 팔, 손가락 끝까지 힘을 뺀다. 손은 가볍게 주먹을 쥐어도 좋다. 그리고 팔꿈치를 뒤로 4회 뺀다. 이때 가슴을 연다는 느낌으로 하며, 견갑골을 모으지 않도록 주의하자. 이 움직임은 교근이나 턱 주변의 근육과 연결되어 있는 목과 어깨의 근육을 느슨하게 한다.

팔을 올렸을 때 통증을 느끼거나 괴롭다면 아프지 않은 범위에서 해도 무방하다. 이때 팔꿈치는 90도로 굽히고, 손바닥이 안쪽을 향했는지 확인하자.

⑧ 양 팔꿈치를 90도로 굽히고 어깨 높이로 올린 채 턱은 살짝 위를 향한다. 이 상태에서 팔꿈치를 4회 뒤로 돌린다.

⑦에서 내밀었던 턱을 자연스러운 상태로 되돌리고 살짝 위를

향한다. 90도로 굽힌 양 팔꿈치를 뒤로 4회 돌린다.

 강을 넓힌다는 느낌으로 가슴을 연다. 어깨와 팔에 힘을 주지 않고 귀를 기점으로 팔꿈치를 돌린다는 느낌으로 회전시키자. 그러면 어깨와 팔, 등에 움직임과 흔들림이 전해진다.

 서 있을 때나 앉아 있을 때, 누워 있을 때도 할 수 있다.
 잠시 짬이 날 때 하기만 해도 효과가 확실하게 있으니 매일 자주 할 것을 권한다.

귓불 돌리기

1 양 귓불의 뿌리 부분을 가볍게 잡는다.

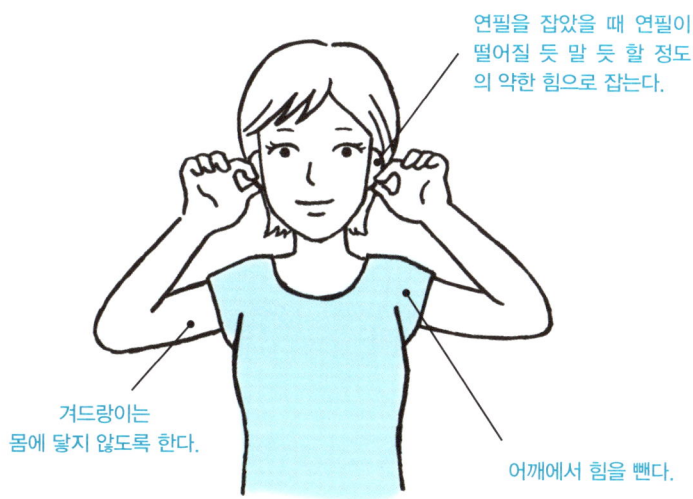

연필을 잡았을 때 연필이 떨어질 듯 말 듯 할 정도의 약한 힘으로 잡는다.

겨드랑이는 몸에 닿지 않도록 한다.

어깨에서 힘을 뺀다.

입을 벌렸을 때 움푹 들어가는 부분을 잡는다.

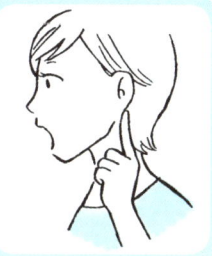

2 귀가 가벼워졌다는 느낌으로 귀를 살짝만 들어 올린다. 아주 약한 힘으로 빙글빙글 뒤로 4회 돌린다.

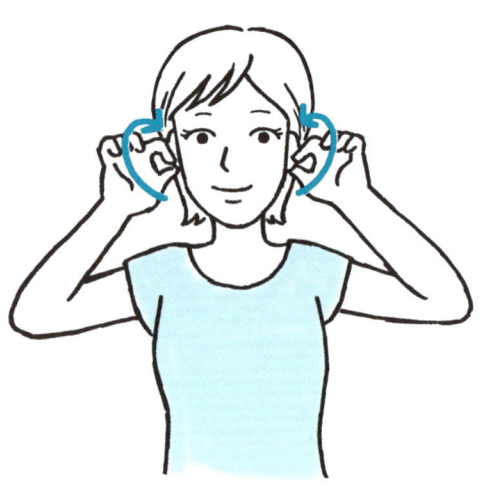

돌리는 원의 지름은 1~2밀리미터 정도를 의식한다. 결코 귓불을 잡아당겨서는 안 된다.

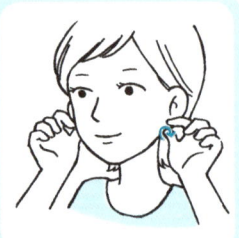

3 양 손바닥을 뺨에 가볍게 대고 광대뼈부터 하관까지 아주 약한 힘으로 4회 쓰다듬는다.
※ ①~③을 4회 반복한다.

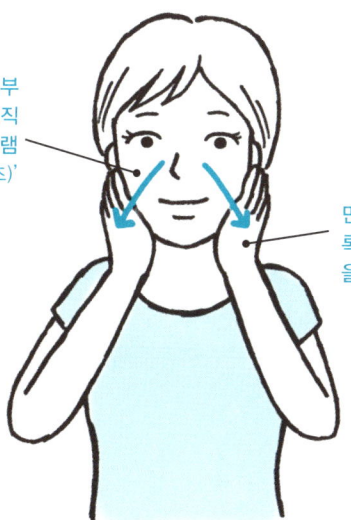

쓰다듬는 손바닥에 피부가 잡아당겨져 같이 움직여서는 안 된다. '20그램 이하의 압력(203쪽 참조)'을 의식한다.

만지지 않은 부분이 없도록 뺨을 감싸듯이 손바닥을 댄다.

4 아래턱을 앞으로 내밀었다가 뒤로 당긴다.
이것을 1세트로 4회 반복한다.

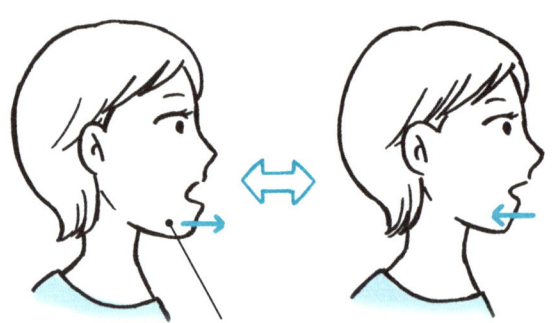

턱을 움직였을 때 통증이 있다면
아프지 않을 정도로만 가볍게 움직이자.

5 아래턱을 좌우로 움직인다. 이것을 1세트로
4회 반복한다

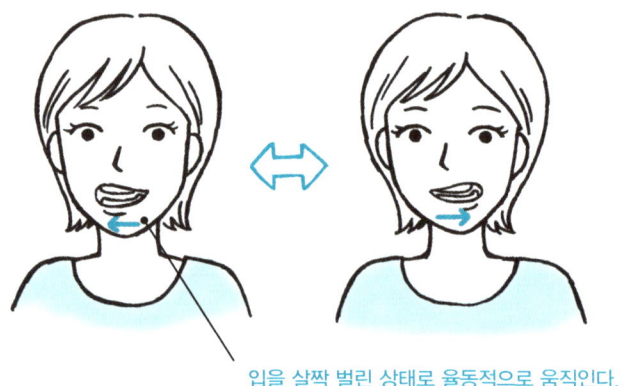

입을 살짝 벌린 상태로 율동적으로 움직인다.

6 아래턱을 앞으로 내밀고 입을 크게 벌린다.
④~⑥을 3회 반복한다.

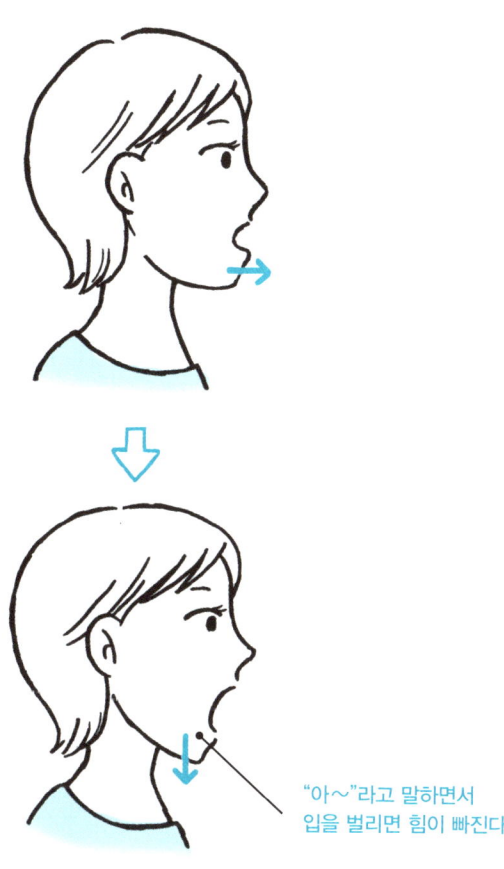

"아~"라고 말하면서
입을 벌리면 힘이 빠진다.

7 양 팔꿈치를 90도로 굽히고 어깨 높이로 올리며, 손바닥은 안쪽을 향한다. 아래턱을 앞으로 내민다. 이 상태에서 팔꿈치를 4회 뒤로 뺀다.

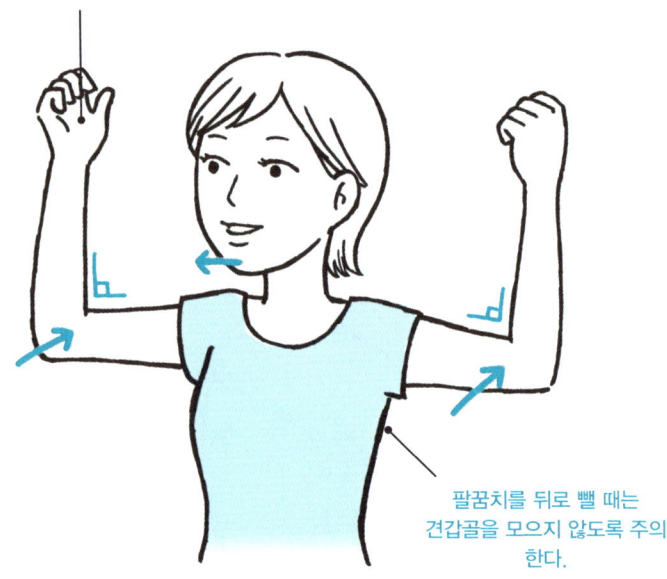

팔꿈치를 90도로 굽히고 어깨와 팔, 손가락 끝까지 힘을 뺀다.

팔꿈치를 뒤로 뺄 때는 견갑골을 모으지 않도록 주의한다.

8 양 팔꿈치를 90도로 굽히고 어깨 높이로 올린 채 턱은 살짝 위를 향한다. 이 상태에서 팔꿈치를 4회 뒤로 돌린다.

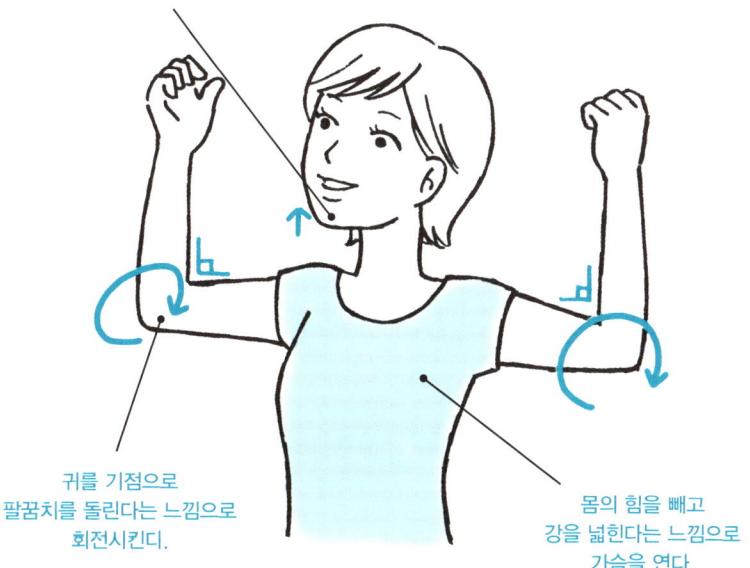

턱을 너무 위로 올리지 않도록 한다.

귀를 기점으로 팔꿈치를 돌린다는 느낌으로 회전시킨다.

몸의 힘을 빼고 강을 넓힌다는 느낌으로 가슴을 연다.

3

'귀'를 축으로 삼으면 균형이 잡힌다

사람 몸에는
세로축이 없다

인간의 조상은 '하나의 통'이었다

"사람의 몸에는 세로축이 없다. 양쪽 귀를 연결하는 가로축만이 있을 뿐이다."

"사람의 몸의 중심은 귀다."

이 말을 듣고 곧바로 수긍하는 사람은 아마 없을 것이다. '체간(코어) 트레이닝'이라는 말은 운동에 흥미가 없는 사람들에게도 널리 알려져 있다. 많은 사람이 '몸의 중심은 체간'이라고 믿고 있을 것이다.

체간은 손발을 제외한 동체를 가리킨다. 몸의 중심이며, 동체를 굽히고 펼 뿐만 아니라 자세를 유지하고 몸 전체의 균형을 유지하는 역할을 한다고 알려져 있다. 그러나 앞에서도 이야기했듯이 몸속은 공동(空洞)이므로 체간이라는 '심(芯)'은 없다. 생물의 진화 이야기와 함께 이에 대해 설명하도록 하겠다.

인간의 조상은 약 1억 년 이상 전에 '하나의 통'의 형태로 탄생했다. 세포 분열을 해서 태어난 원시 생물에 입과 소화 기관이 생겨서 입으로 무엇인가를 먹고 엉덩이로 배설하게 되었다. 즉, 이 입에서 엉덩이까지 하나의 관이 이어진 통 구조의 생물이 우리의 조상이다. 진화 과정에서 더듬이가 눈이 되고, 뇌가 생기고, 내장과 근육이 만들어지고, 다양한 종류로 분화되어 인간이 탄생했다. 따라서 몸을 치유할 때는 '사람의 몸은 원래 하나의 통'이었음을 전제로 생각해야 한다.

'등뼈가 축이 아닌가?'라고 의문을 갖는 사람도 있겠지만, 앞에서도 이야기했듯이 등뼈는 통의 일부이지 축이 아니다. 사람의 몸의 축은 왼쪽 귀와 오른쪽 귀 사이를 연결한 선에 있다. 사람에게 있는 축은 세로축이 아니라 '가로축'이다. 이것이 "사람의 몸의 중심은 귀다"라고 말하는 이유다. 자신의 오른쪽 귀와 왼쪽 귀 사이에 막대가 걸쳐져 있고 그 막대에 손발과 동체가 매달려 있다고 상상해보자. 온몸의 힘은 빼기 바란다. 매달려 있기만 할 뿐이므로 옆으로 흔들면 흔들거린다.

이 귀를 몸의 중심으로 보는 이미지는 매우 중요하니 반드시 기억하길 바란다. 지금부터 귀를 중심으로 몸을 움직이는 법, 근육을 사용하는 법을 소개하겠다.

'귀를 기점으로 연결한다'는 이미지를 가진다

몸을 안정시킬 때 흔히 "머리 꼭대기부터 발끝까지를 일직선으로 연결한다고 생각해라"라고 말한다. 그러나 나는 머리끝이 아니라 "귀에서부터 발끝까지"를 연결한다고 상상하는 편이 좋다고 생각한다.

이 '연결한다'라는 의식과 감각이 중요하다. 가슴 또는 나리만을 움직이려고 하면 큰 힘은 나오지 않는다. 관절을 고정시키고 있어서 연결되어 있는 주변의 근육이 사용되지 않는 탓에 힘이 나지 않는 것이다. 또한 몸의 일부에 부담이 가서 부상을 입을 우려도 있다.

몸을 움직일 때는 귀를 기점으로 '팔이 매달려 있다', '다리가 매달려 있다'고 의식하면서 움직이면 불필요한 힘이 들어가지 않고 온몸의 균형이 잡히며 주위의 근육과도 효과적으로 연계할 수 있다.

동물 몸의
중심도 귀다

모든 근육은 귀와 연결되어 있다

사실은 인간뿐만 아니라 동물 몸의 중심도 귀에 있다. 이와 관련해서 진화에 대해 조금 더 자세히 설명하겠다.

여성이 임신해서 아기를 낳는 과정은 누구나 알고 있다. 수정란이 세포 분열해 진화의 과정을 빠르게 거치면서 인간의 형태를 갖춰 나간다. 태곳적에 세포 분열을 반복한 원시적인 생물은 입밖에 없는 주머니 같은 형태였다. 물속 생물인 산호의 폴립이라는 구조와 흡사하다. 이 단계에서는 항문이 없기 때문에 입으로 음식물을 주머니 속에 넣고, 소화하면 다시 입으로 토해냈다. 요컨대 구강밖에 없는 상태다.

이 생물은 이후 진화하면서 해삼이나 지렁이 같은 통 형태의 몸을 획득했다. 입 이외에 소화 기관과 항문이 생긴 것이다. 즉 구강이 길게 늘어난 형태다. 입으로 음식물을 넣고 소화 기관에서 소화해 항문으로 배설하는 우리의 조상이 탄생했다.

주머니 형태에서 통 형태로 진화해서도 음식을 먹기 위한 입을 움직이는 근육은 계속 발달했다. 턱 근육이 발달하는 과정에서 등뼈가 만들어지고, 음식을 먹기 위한 몸이 생기고, 내장이 발달했다. 예컨대 폐는 아가미가 몸속으로 들어간 것이고, 장은 입의 공동이 길어진 것이다. 또한 더듬이가 생기고 이것이 눈으로 진화했으며, 눈을 통해 얻은 정보를 처리하기 위해 뇌가 생겼다. 그리고 이때 구강이 셋으로 나뉘어 흉강과 복강이 생겼다. 그래서 이 셋은 이어져 있으며 연동해서 좁아지거나 넓어진다. 그 후 파충류와 포유류 등 다양한 종류로 분화되어 복잡하게 진화해 나갔고, 그 과정에서 인간이 완성되었다.

이 장대한 진화의 역사를 검토하면 구강이 몸의 시작이며 구강의 중심은 턱 주변(=귀)임을 알 수 있다. 사람의 몸은 현재 복잡한 기관과 부위로 구성되어 있지만 원래는 하나의 통에서 진화한 것이다.

사람의 손발은 가슴지느러미와 꼬리지느러미가 진화한 것이다

그런데 사람의 손발은 무엇에서 진화했을까? 손은 물고기의 가슴지느러미, 다리는 물고기의 꼬리지느러미에서 진화했다고 한다. 양서류를 보면 아가미 바로 옆에서 앞다리(손)가, 몸의 중심에서 뒷다리(다리)가 나온다. 새도 귀에서 날개가 돋는다. 사람도 마찬가지라고 생각하면 아가미(=턱=귀밑)에서 손이 나온 셈이 된다. 이렇게 보면 사람도 동물도 몸의 중심은 귀라고 할 수 있다.

'귓불 돌리기'는 귓불을 돌린 뒤에 얼굴을 쓰다듬고 턱을 움직이며 마지막으로 어깨를 움직여 턱과 어깨 주변 근육을 느슨하게 하는 방법이다. 나는 이 원리를 온몸에 응용할 수는 없을지 연구했다. 그래서 어깨, 배, 다리……와 같은 식으로 온몸의 근육을 자세히 살펴봤는데, 그 결과 모든 근육은 귀와 연결되어 있음을 알았다. 이때 사람은 몸의 중심이 귀에 있다고 확신했다.

그리고 귀가 몸의 중심이라면 몸의 통제는 전부 귀에서 시작된다고 생각했다.

잘못된 자세가
몸의 이상을
초래한다

일상생활의 버릇이 잘못된 자세를 부른다

'귀를 중심으로 몸을 움직이면 효과적이다'라는 이치는 알았지만 그것을 어떻게 일상생활에 적용해야 할지 의문을 가지는 독자도 있을 것이다.

처음에는 의식하는 것부터 시작하자. 항상 귀를 의식하면서 생활하기만 해도 몸은 반드시 달라진다. 먼저 달라지기 시작하는 것은 바로 자세다. 자세는 모든 것의 기본이다. 자세가 좋아지면 건강해진다고 해도 과언이 아니다. 그러나 당신 주변을 둘러보기 바란다. 자세가 나쁜 사람이 많다고 생각하지 않는가? 아니, 당신은 어떤가? 자신의 자세에 자신이 있는가? 나도 치과의사로서 수많은 환자를 상대하고 있지만, 솔직히 말해 자세가 나쁜 사람이 매우 많음을 실감하고 있다.

왜 자세가 나빠지는 것일까? 일반적으로는 일상생활 속의 버릇 때문으로 알려져 있다. 현대인은 어렸을 때부터 운동 부족이다. 그리고 올바른 자세를 배우지 않은 채 잘못된 자세로 서고, 앉고, 걷는 버릇이 들면 어른이 되어서도 그 상태로 살게 된다. 또한 대부분의 업무를 컴퓨터로 처리하게 되면서 하루 종일 같은 자세로 모니터 화면을 노려보고 있는 사람도 많다. 전철 안에서도 줄곧 등을 구부린 자세로 스마트폰을 만지작거리는 사람을 많이 볼 수 있다.

그리고 정신적인 스트레스도 자세를 나쁘게 만드는 원인 중 하나로 알려져 있다. 자신감이 없어서 가슴을 펴지 못한다. 적극적으로 타인과 커뮤니케이션을 하지 못한다. 마음에 불안감과 슬픔, 분노 등의 부정적인 감정을 안고 있다……. 많은 현대인이 비슷한 고민에 둘러싸여 있다. 이와 같은 부정적인 기분에 지배당하면 시선이 바닥을 향하면서 고개가 내려가고 등이 굽어 자세가 나빠진다.

이러한 나쁜 자세를 매일 몇 시간씩 지속하니 당연히 습관이 된다.

현대인의 나쁜 습관은 새우등과 둥근 어깨

그런데 자세가 나쁘면 어떻게 될까? 나쁜 자세라는 말을 들으면 어떤 자세가 떠오르는가? 등이 구부러진 새우등이 가장 먼저 떠오르지 않을까?

사람의 등은 옆에서 보면 S자 곡선을 그린다. 이 곡선이 쿠션이 되어 외부로부터의 충격을 완화시킴으로써 등뼈와 연결되어 있는 두개골과 뇌신경을 보호한다. 이 S자 곡선이 무너져 흉추가 크게 휘어진 상태를 새우등이라고 부른다. 2장에서도 이야기했지만, 새우등은 '강'이 찌그러진 자세다. 머리의 무게에 앞뒤좌우의 주변 근육이 수축해 딱딱해진다.

현대인의 근육과 관련된 나쁜 습관은 또 있다. 머리가 앞으로 기울어지고 등이 안쪽으로 말려든(내선) '둥근 어깨'다. 어깨가 안쪽으로 말려들면 팔의 근육(상완이두근)도 함께 안쪽으로 틀어지며, 이에 따라 어깨와 등의 근육(승모근)이 늘어난 상태가 된다. 그러면 승모근은 딱딱하게 굳어 버린다.

새우등이나 둥근 어깨가 되면 몸속은 어떻게 될까? 근육이 딱딱해지면 림프의 흐름이 나빠져 노폐물이 쌓이고 근육은 항상 긴장한 상태가 된다. 이렇게 되면 근육 속의 압력이 높아져 빵빵하게 부풀고 어깨에서 등에 걸쳐 통증이 발생하며 어깨 결림이 나타난다.

올바른 자세는 건강의 근원

그렇다면 어떻게 해야 올바른 자세를 익힐 수 있을까?
"자세를 바로잡으십시오"라는 말을 들으면 대부분의 사람은 가슴을 펴고 어깨와 허리를 뒤로 젖히며 등을 꼿꼿하게 세운다. 그러나 이것은 보기에는 좋을지 몰라도 추천은 할 수 없는 자세다. 애초에 등뼈는 몸을 지탱하고 있는 것이 아니다. 힘을 줘서 등뼈를 펴려고 하면 주위의 근육이 수축하며 강이 찌그러진다.

중요한 것은 몸에 불필요한 힘이 들어가지 않는 자세, 진정한 의미에서 올바른 자세를 익히는 일이다. 자세를 바로잡으려면 가슴이나 등을 펴려고 하지 말고, 힘을 빼고 긴장을 풀어야 한다.

편한 자세가 올바른 자세다. 올바른 자세를 익히면 몸이 점점 건강해진다.

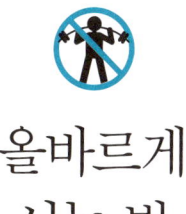

올바르게 서는 법

귀에서 발을 일직선으로 연결한다

구강을 넓혀서 강을 세워도 평상시의 자세가 나쁘면 일상생활을 하는 사이에 예전의 상태로 되돌아가고 만다. 그러나 '서기, 앉기, 걷기'라는 세 가지 동작을 개선하면 올바른 자세를 지속할 수 있으며, 그 결과 강이 선 상태에서 유연한 근육을 유지할 수 있다.

올바르게 서는 법

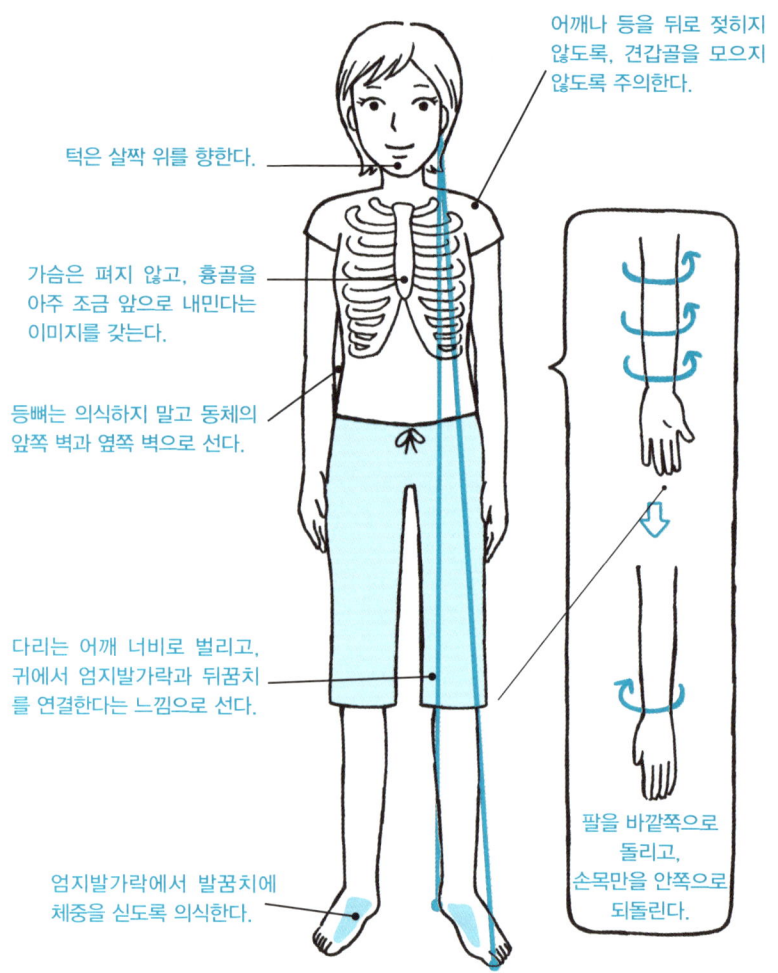

올바르게 서는 법

먼저 양발을 어깨 너비로 벌리고 힘을 뺀 상태에서 똑바로 선다. 무게 중심은 발꿈치에서 엄지발가락을 연결한 선에 둔다. 흉골을 조금 앞으로 내밀고, 동체의 앞쪽 벽과 옆쪽 벽으로 선다는 이미지를 갖는다. 이때 등뼈는 의식하지 말고 어디까지나 강의 '벽'으로 선다. 어깨를 뒤로 젖히지 않도록, 견갑골을 모으지 않도록 주의하자.

턱을 살짝 위로 올리고 귀에서 곧바로 아래에 어깨를 둔다. 이때 둥근 어깨가 되지 않도록 주의한다. 먼저 팔 전체를 몸 바깥쪽으로 돌려 손바닥까지 바깥쪽을 향하게 한다. 그리고 팔은 그대로 놔둔 채 손목만을 안쪽으로 되돌린다. 이렇게 하면 안쪽으로 말려 있던 어깨가 열려 올바른 위치로 돌아온다.

그리고 가장 중요한 점은 귀에서 엄지발가락을 일직선으로 연결한다는 느낌을 갖는 것이다. 그러면 어디에도 쓸데없는 힘이 들어가지 않은 통이 선 자세가 완성된다.

잘못된 자세 ①(새우등)

등이 굽은 새우등은 나쁜 자세의 전형이다. 이른바 구강, 흉강, 복강이 찌그러진 상태다. 머리가 앞으로 기울어 구강이 찌그러지면

이렇게 서면 몸에 부담을 준다

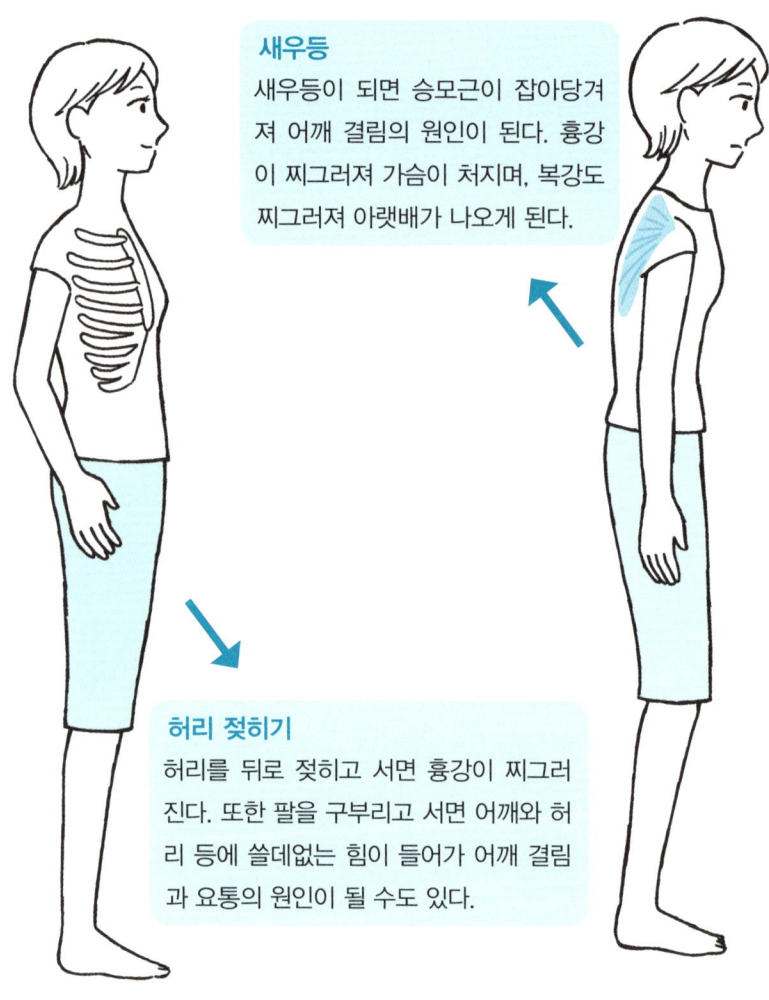

새우등
새우등이 되면 승모근이 잡아당겨져 어깨 결림의 원인이 된다. 흉강이 찌그러져 가슴이 처지며, 복강도 찌그러져 아랫배가 나오게 된다.

허리 젖히기
허리를 뒤로 젖히고 서면 흉강이 찌그러진다. 또한 팔을 구부리고 서면 어깨와 허리 등에 쓸데없는 힘이 들어가 어깨 결림과 요통의 원인이 될 수도 있다.

목 뒤쪽이 당겨져 어깨 결림의 원인이 된다. 흉강이나 복강이 찌그러지면 골반이 쳐지면서 요통을 유발한다. 겉으로도 아랫배가 나오고 엉덩이가 쳐져 보인다.

잘못된 자세 ②(허리 젖히기)

여성에게 많은 자세다. 언뜻 좋은 자세처럼 보이지만, 어깨를 위로 당기고 가슴을 앞으로 내밀면 흉강이 찌그러지기 때문에 새우등과 마찬가지로 어깨 결림의 원인이 된다. 또한 허리에 부담을 줘서 요통의 원인이 된다.

올바르게
앉는 법

쓸데없는 힘을 주지 않는 것이 핵심

당신은 어떤 자세로 의자에 앉아 있는가? 상당히 높은 확률로 선 자세에서 보이는 나쁜 습관을 그대로 유지한 채 앉을 것이다. 평소에 새우등이나 둥근 어깨인 사람은 앉아 있을 때도 그 상태일 것이고, 허리를 뒤로 젖히는 사람은 역시 허리를 뒤로 젖힌 채로 앉아 있을 것이다.

현대 사회에서는 하루 중 많은 시간을 의자에 앉아서 보내는 사람이 많다. 나쁜 자세로 오랫동안 앉아 있으면 몸에 여러 가지 나쁜 영향을 끼친다.

올바르게 앉는 법

강을 세운 상태로 앉을 때의 비결은 골반이다.

먼저 의자에 얕게 걸터앉는다. 다리를 꼬지 말고, 무릎은 앞쪽에서 모으자. 하복부를 부풀려서 복강을 넓힌다. 이때 골반은 뒤로 기운 상태가 된다. 여기가 가장 중요하다. 허리가 뒤로 젖혀지지 않도록 배에 공기를 넣어서 부풀려 상체를 입체적으로 만들고 좌골에 몸을 싣도록 의식하기 바란다.

그리고 가슴을 부풀려 흉강을 넓힌다. 허리는 펴지 말고 등도 부풀린다는 이미지로 가슴에 공기를 넣자. 마지막으로 선 자세와 마찬가지로 팔을 바깥쪽으로 돌린 다음 손목만을 안쪽으로 다시 돌려 어깨를 올바른 위치에 되돌린다.

글로 설명하면 복잡하게 느껴지지만, 올바르게 서는 법과 똑같이 '강을 세우는' 것만으로 충분하다.

올바르게 앉는 법

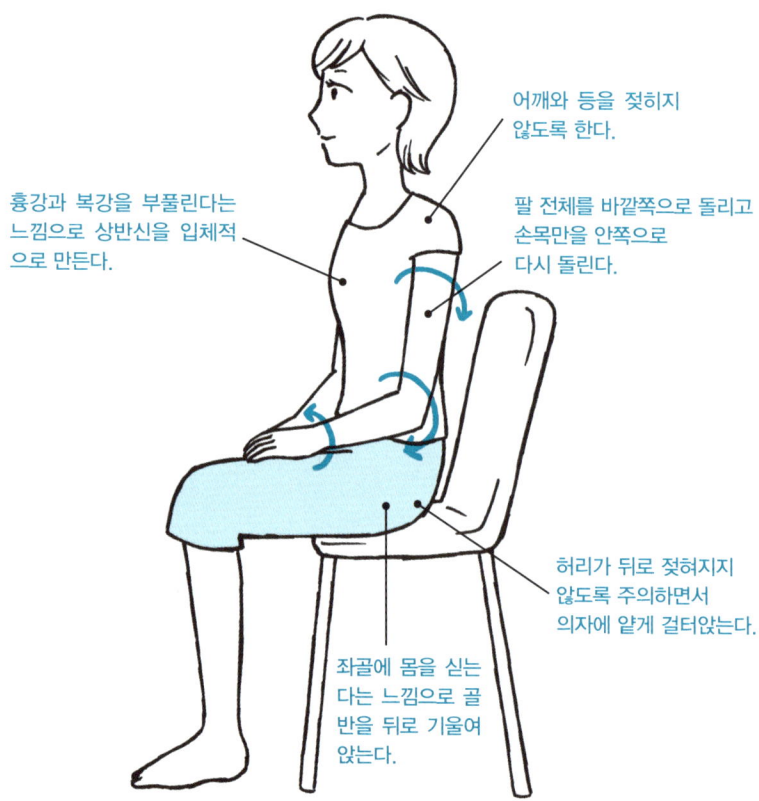

잘못된 자세 ①(새우등)

골반이 지나치게 뒤쪽으로 기울기 때문에 허리에 부담이 가서 요통을 일으키는 원인이 되기도 한다. 아랫배도 볼록 튀어나온다.

잘못된 자세 ②(허리 젖히기)

올바른 자세라고 생각하기 쉽지만, 가슴을 펴고 등을 곧게 뻗으면 흉강과 복강이 찌그러진다. 불안정하고 균형이 나빠지기 때문에 불필요한 힘이 들어가 근육이 경직된다. 그래서 어깨 결림과 요통의 원인이 된다.

이렇게 앉으면 몸에 부담을 준다

새우등

새우등이 되면 대흉근이 수축되고 승모근이 잡아당겨져 어깨 결림의 원인이 된다. 머리도 앞쪽으로 기울어 온몸의 강이 찌그러진다.

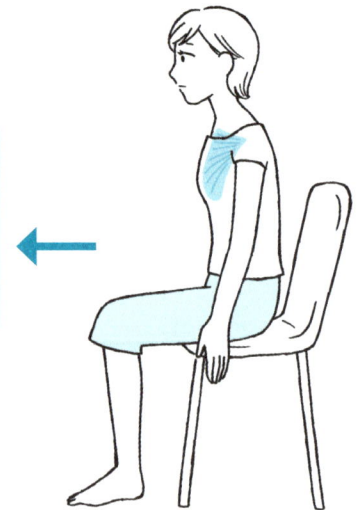

허리 젖히기

골반을 세우고 허리를 뒤로 젖히면 늑골이 찌그러져 흉강이 좁아진다. 어깨에도 불필요한 힘이 들어가 몸에 부담을 준다.

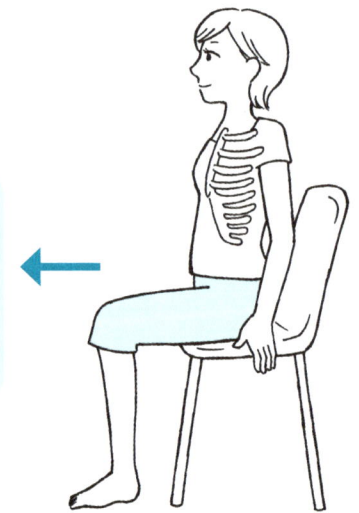

올바르게
걷는 법

대요근을 사용해 걷는다

핵심은 대요근이다. 골반에서 복부의 안쪽에 있으며 등뼈와 골반, 대퇴근을 연결하는 대요근은 올바른 자세를 유지하기 위해 중요한 근육이다. 많은 사람은 대요근을 사용하지 않고 다리 밑동에서부터 다리를 움직이는 방법으로 걷는다. 또한 균형을 잡기 위해 상반신에 힘을 줘서 몸에 부담을 가한다.

올바르게 걷는 법

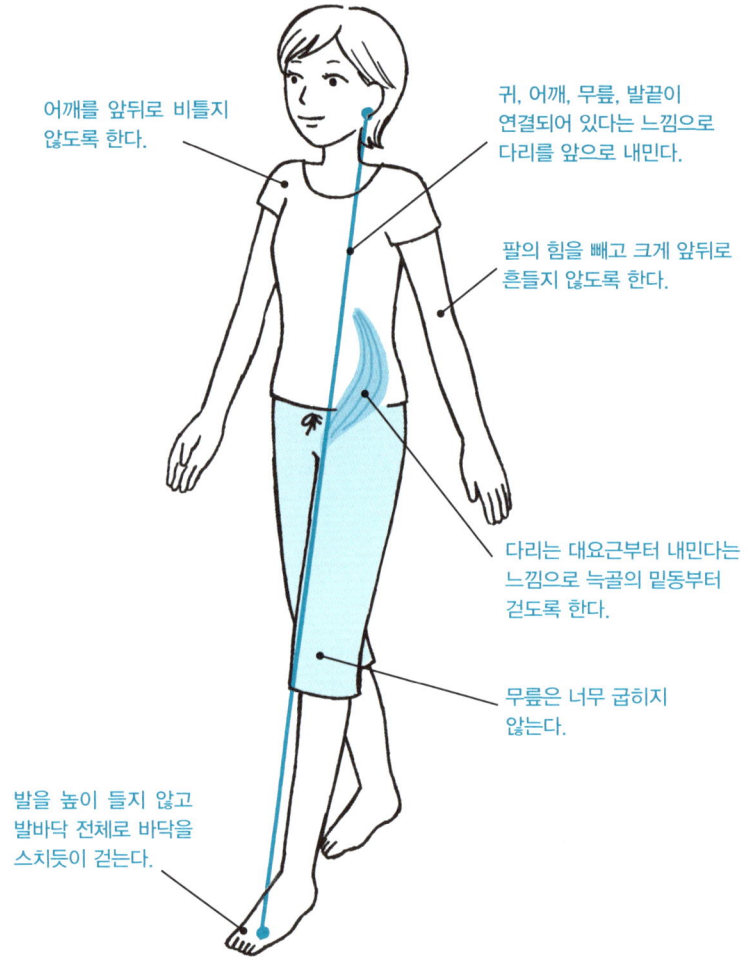

어깨를 앞뒤로 비틀지 않도록 한다.

귀, 어깨, 무릎, 발끝이 연결되어 있다는 느낌으로 다리를 앞으로 내민다.

팔의 힘을 빼고 크게 앞뒤로 흔들지 않도록 한다.

다리는 대요근부터 내민다는 느낌으로 늑골의 밑동부터 걷도록 한다.

무릎은 너무 굽히지 않는다.

발을 높이 들지 않고 발바닥 전체로 바닥을 스치듯이 걷는다.

그러나 '중요한 근육이라면 단련해야지!'라며 서둘러 근육 트레이닝을 시작하지는 말기 바란다. 대요근의 근력은 올바른 방법으로 걷기만 해도 유지된다.

올바르게 걷는 법

귀를 중심으로 어깨와 다리가 함께 앞으로 나온다는 느낌으로 명치 안쪽에 있는 대요근부터 다리를 움직여보자. 그러면 다리가 원활하게 앞으로 나올 것이다.

잘못된 자세(허리 젖히기)

허리부터 아래쪽을 비틀면서 걸으면 대요근이 사용되지 않는다. 또한 허리를 젖히면 어깨에도 힘이 들어간다. 그리고 몸의 바깥쪽이나 뒤쪽의 근육이 긴장해 어깨 결림 또는 요통을 유발할 위험성이 높아진다.

또 팔을 크게 흔들며 걷는 것도 어깨에 힘이 들어가니 주의하자. 몸을 조금 움직이고 싶을 때는 엘리베이터나 에스컬레이터 대신 계단을 이용하는 등 일상생활의 범위에서 움직이는 것으로 충분하다.

이렇게 걸으면 몸에 부담을 준다

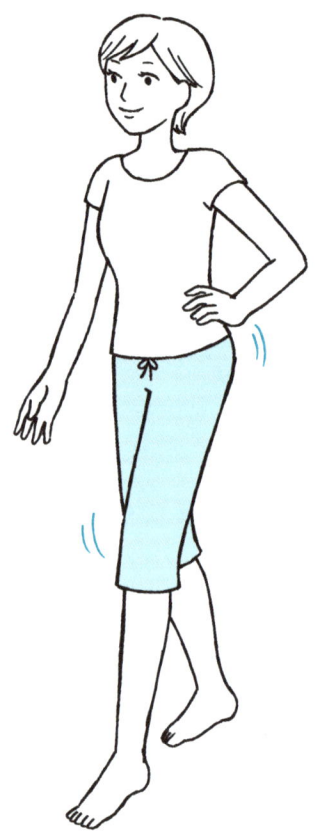

허리 젖히기
허리를 비틀고 어깨를 앞뒤로 흔들면서 걸으면 대요근이 사용되지 않기 때문에 허리에 부담을 준다.

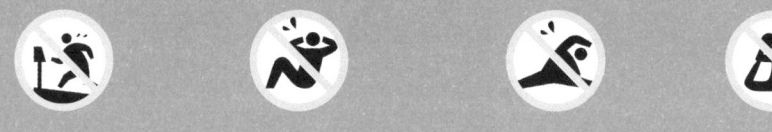

4

근육을 '느슨하게 하면' 몸이 가벼워진다

근육이 느슨해지면
젊어진다

정상적인 순환에 필요한 것

'근육이 경직되는 것은 운동 부족으로 근력이 약해져서야. 운동을 해서 단련하면……'

많은 사람이 이런 착각을 하고 있다. 경직된 근육을 단련해도 악순환에 빠질 뿐이라는 것은 1장에서 이야기한 바 있다. 운동이나 근육 트레이닝을 하면 근육을 점점 수축시킨다. 스트레칭이나 마사지도 마찬가지다. 뒤에서 자세히 설명하겠지만, 근육이 '수축된다'의 반대는 '늘어난다'가 아니다. 정답은 '부풀어 오른다'이다. 림프는 근육의 펌프 운동을 통해 몸속을 순환하는데, 그러려면 '팽창'과 '수축'이 반복되어야 한다. 그리고 이를 위해서는 근육을 유연한 상태로 유지해야 한다.

근육은 림프가 흐르는 호스 다발로 비유할 수 있다. 근육이 딱딱하게 수축되면 호스가 비틀려서 꺾이며 잡아당겨져서 빈 공간이 사라진 상태가 된다. 호스가 비틀리면 물은 흐르지 못한다. 림프 케어의 목적은 비틀린 호스 다발이 된 근육을 느슨하게 풀어서 정상적으로 순환하는 상태로 되돌리는 것이다. 림프의 흐름을 원활하게 유지해 지속적으로 영양소와 산소를 운반하고 노폐물과 피로 물질을 배출한다면 근육도 몸도 건강을 유지할 수 있다.

요컨대 운동을 하지 않아도, 몸을 단련하지 않아도 건강하고 젊은 몸을 계속 유지할 수 있다는 말이다.

근육을 느슨하게 해서 펌프 운동을 복원한다

림프 케어는 림프의 흐름을 바로잡아 몸의 기능을 높이는 방법이다. 지금까지 여러 번 이야기했듯이 림프는 세포에 영양소와 산소를 운반하고 노폐물을 흘려보내 배출하는 중요한 역할을 한다. 그리고 림프는 근육의 펌프 운동을 통해 몸속을 순환한다. 따라서 근육이 딱딱하게 경직되면 흐름이 정체되어 노폐물이 쌓인다. 즉, 림프가 몸속을 원활하게 흐르면 세포가 영양소를 계속 흡수해 건강해진다.

이 장에서는 근육이 느슨해지는 원리와 근육을 느슨하게 하는 방법에 대해 자세히 설명하겠다.

수축한 근육은 '쥐어짠 물수건'과 같다

림프가 흐르는 근육이란?

근육은 펌프처럼 수축과 팽창을 반복함으로써 림프를 빨아들이고 내뱉는다. 다만 이것은 근육이 본래의 유연성을 유지할 경우의 이야기다. 수축해서 딱딱하게 경직된 상태의 근육은 어떻게 되어 있을까?

물수건을 머릿속에 떠올려보기 바란다. 젖은 물수건을 힘껏 비틀면 안에서 물이 힘차게 나온다. 그리고 비튼 상태에서 물에 담가도 거의 물을 빨아들이지 않는다. 물이 들어올 틈새가 없기 때문이다. 물을 흡수시키려고 주무르거나 잡아당겨도 소용이 없다. 그러면 물수건을 비틀던 손을 풀어 느슨하게 한 상태에서 물에 담가보자. 이번에는 물이 들어올 틈새가 생겼기 때문에 스펀지처럼 물을 듬뿍 빨아들인다.

근육도 마찬가지다. 림프가 흐르는 유연한 근육으로 만들려면 이 '비틀림을 푸는' 것과 '느슨하게 하는' 것이 매우 중요하다. 딱딱해진 근육에는 비틀린 상태, 오그라든 상태, 쭉 늘어난 상태 등 다양한 상태가 있다. 가령 어깨 결림이 있을 경우, 어깨의 승모근은 늘어났고 가슴의 대흉근은 오그라들었으며 팔의 상완이두근은 비틀린 상태다.

딱딱해진 근육은 쥐어짠 물수건처럼 림프를 충분히 흡수하지 못한다. 흡수도 못하고 배출도 못하기 때문에 순환이 되지 않는 상태다. 이 순환 장해가 더욱 근육을 딱딱하게 만든다. 이 상태는 불완전 연소에서 예로 든 '밀폐된 방'의 상태이기도 하다. 완전 연소가 되도록 환기를 좋게 하려면 방의 창을 열어야 한다고 이야기했는데, 근육의 경우는 비틀림을 풀어서 느슨하게 하는 것이 바로 창을 여는 것이다.

순환이 잘 되지 않는 근육은 '쥐어짠 물수건'

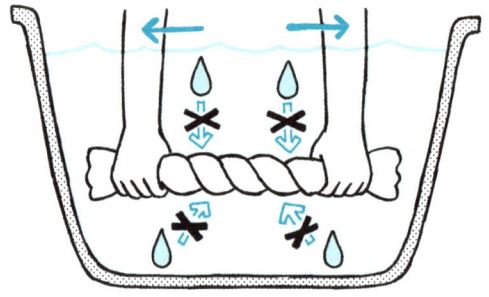

쥐어짠 물수건　물수건을 있는 힘껏 비틀어서 잡아당긴 상태로는 물속에 넣더라도 수분이 들어갈 틈이 없기 때문에 물을 빨아들이지 못한다. 이와 마찬가지로 딱딱해진 근육은 펌프 활동을 하지 못해 림프를 흡수하지 못한다.

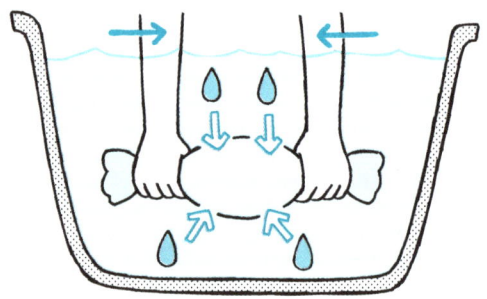

느슨한 물수건　비틀었던 것을 풀어서 느슨하게 만든 상태로 물속에 넣으면 물수건이 수분을 듬뿍 빨아들인다. 그리고 이완과 수축을 반복하면 물을 빨아들였다가 내보내기를 반복한다. 이와 마찬가지로 근육을 풀면 림프가 흐르게 된다.

근육이 말랑말랑하고 유연한 상태가 되면 펌프 운동이 다시 정상적으로 진행된다. 그러면 림프가 자연스럽게 흡수되고 배출되는, 순환이 잘 되는 근육이 된다.

근육이
'느슨해진다'는 의미는?

근육을 '느슨하게 하는' 것은 '근육을 부풀리는' 것

그런데 근육을 느슨하게 하려고 할 때 "근육을 늘리면 돼" 또는 "근육을 풀어주면 돼"라고 말하는 사람이 있다. 그러나 이것은 커다란 오해이니 주의하기 바란다.

'수축'의 반대말은 '이완', '팽창', '확장'이다. '신전伸展(늘여서 펼침)'이 아니다. 즉, '근육을 느슨하게 하는' 것은 '근육을 부풀리는'

것이다. 근육은 아무리 늘려도 부풀지 않는다. 또 '푼다'는 말에는 '주무른다'라는 의미가 있으므로 역시 늘리는 것과 같다. 근육은 늘리거나 풀면 반사적으로 수축되어 더욱 딱딱해진다.

내가 말하는 "근육을 느슨하게 한다"는 딱딱해진 근육 세포의 섬유를 강한 힘을 사용하지 않고 부드러운 상태로 되돌리는 것이다. 섬유가 많은 단단한 스테이크 고기는 굽기 전에 두들기거나 주물러서 부드럽게 만든다. 그러나 인간의 근육은 그렇게 하면 근섬유가 손상되거나 끊어질 뿐 결코 부드러워지지 않는다. 앞에서 이야기했듯이 근육은 오히려 손상된 근섬유를 복구하기 위해 더욱 딱딱해진다.

근육의 수축이 피부 처짐과 주름을 만든다

또 많은 여성이 신경 쓰는 얼굴 처짐이나 주름도 얼굴 근육의 수축이 원인이 되어 생긴다. '저짐'과 '느슨해짐'을 혼동하기 쉬운데, 이 둘은 전혀 다르다. 얼굴 처짐과 주름은 피부 밑의 근육이 수축한 상태다. 얼굴의 표면에는 피부와 달라붙은 표정근이 있으며, 그 안쪽에 저작근이 있다. 저작근은 씹는 동작을 할 때 수축하는데, 이것이 여러 가지 요인으로 항상 수축된 상태가 되면 뺨이 처지거나 팔자 주름이 생기거나 림프가 흐르지 않아 부어오른다. 이와 같이 얼굴 피부의 밑에 있는 근육의 수축이 원인이므로 표면의 피부에 아무리 값비싼 크림 등을 발라도 거의 효과를 볼 수 없으며 설령 있더라도 일시적 효과에 그치게 된다. 또 '표정근 트레이닝' 등 얼굴 근육을 단련하는 미용법도 효과는 적다. 오히려 단련을 시키면 근육이 더욱 수축되어 역효과를 부를 수도 있다.

얼굴 처짐이나 주름을 없애기 위해서는 수축되어 딱딱해진 얼굴 근육을 느슨하게 하면 된다. 얼굴뿐만 아니라 몸의 모든 부분이 마찬가지라고 할 수 있다. 피부 밑의 근육이 느슨해져 부풀면 피부의 처짐이나 주름은 사라진다.

방법은 간단하다. 부드럽게 쓰다듬어 주거나 약한 자극을 주기만 해도 근육은 자연스럽게 느슨해진다. 그 이유와 방법은 뒤에서 설명하겠다.

처짐과 주름의 원인은 피부가 아니라 근육에 있다

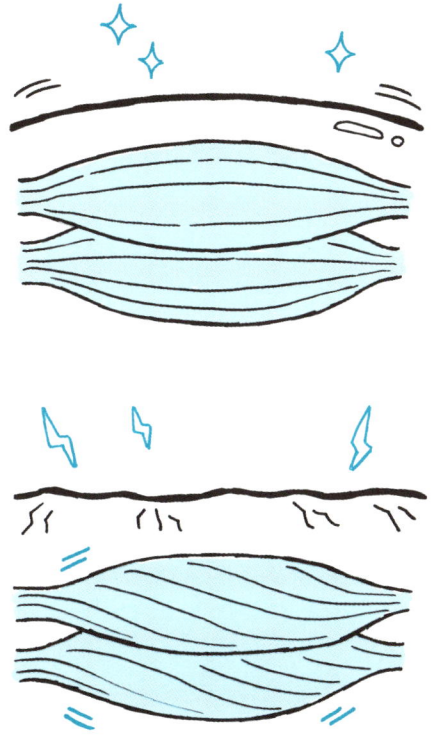

피부 밑에 있는 근육이 수축된 결과 처짐이나 주름이 생긴다. 림프가 흐르지 않는 탓에 메마른 상태다. 근육을 부풀리면 피부에 탱탱함이 살아난다. 림프의 흐름도 좋아지므로 피부에 윤기가 돈다.

아주 약한 힘을 주면 근육은 느슨해진다

빵빵하게 부풀어 오른 근육을 느슨하게 하려면?

51쪽의 그림에 나오듯이 근육은 가는 빨대 같은 섬유가 다발로 묶인 소시지 같은 것으로, 양쪽 끝으로 갈수록 가늘어진다. 근섬유가 근막이라는 주머니 모양의 막으로 덮여 있으며, 이것이 다시 여러 개 묶여서 더 큰 근막에 덮여 있다.

근육은 딱딱해지면 노폐물이 쌓여서 빵빵하게 부풀어 오르며, 내압이 높아져 근막이 긴장한 상태가 된다. 이 상태를 소시지에 비유하면 이렇다. 빵빵하게 부풀어 오른 소시지를 구부리면 내압을 견디지 못하고 막이 찢어지며 부러진다. 근육을 두들기거나 누르거나 주무르는 마사지 등은 이 소시지에 힘을 주는 것과 마찬가지다. 이렇게 힘을 줘도 근육은 느슨해지지 않는다는 이야기는 이미 수차례 한 바 있다.

그렇다면 어떻게 해야 근육을 느슨하게 할 수 있을까? 근육은 자신의 의지로 긴장시킬 수는 있어도 느슨하게 할 수는 없다. 그래서 나는 주위의 근육을 움직이거나 약한 자극을 줘서 뇌에 신호를 보내거나 호흡을 이용해 자율 신경을 작용시킴으로써 대상 부위의 근육을 느슨하게 하는 방법인 '근이완'을 고안했다. 이와 같이 근육을 느슨하게 하려면 간접적으로 작용시키는 수밖에 없다.

근육은 흔들면 느슨해진다

간접적으로 근육을 느슨하게 하기 위한 핵심 중 하나는 근육을 흔드는 것이다. 주무르거나 눌러도 느슨해지지 않는 근육은 부드럽게 흔들면 본래의 위치로 돌아오며 유연성을 되찾는다. 나는 이것

유연한 근육과 땅땅하게 부어 오른 근육

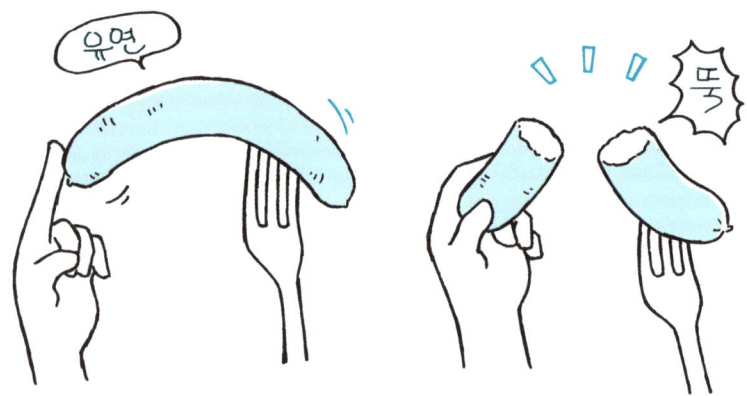

내압이 높아져 바깥쪽의 막이 부풀어 오른 소시지는 구부리면 막이 찢어지며 뚝 하고 부러진다. 한편 내압이 낮아 부드러운 소시지는 유연하게 휘어진다. 근육을 이 상태로 유지하자.

을 '동기 동조'라고 부르는데, 세포도 근육도 서로 이웃한 것의 움직임에 동조해 똑같이 움직이려고 하는 성질이 있다. 그래서 주위의 근육을 흔들면 대상 근육도 흔들리기 시작해 느슨해진다.

또 한 가지 핵심은 뇌의 반응을 이용하는 것이다. 피부에 미약한 자극을 주면 뇌가 반응해서 그 부분을 느슨하게 하라는 신호를 보낸다. 약한 힘으로 어루만질 때 느슨하게 하는 효과가 높다는 사실이 실제로 밝혀졌다.

분명한 사실은 미약한 자극이 혈관과 림프관의 세포에 일산화질소를 분비시킨다는 점이다. 일산화질소는 좋은 활성산소의 일종으로, 혈관과 림프관을 넓히는 작용을 한다. 요컨대 부드럽게 어루만져주면 혈액과 림프의 흐름이 촉진되어 체액의 순환이 좋아진다.

이처럼 근육을 느슨하게 하는 핵심은 모두 8가지가 있다. 지금부터 이에 대해 자세히 설명하겠다.

근육이 느슨해지는
8가지 조건

'근이완'의 8가지 포인트

나는 근육을 느슨하게 하는 것을 '근이완'이라고 부르고, 몸을 바로잡는 방법으로 '사토식 림프 케어'를 고안했다. 여기에서는 근육을 느슨하게 하기 위한 기본이 되는 8가지 조건을 소개하겠다. 이 8가지 항목을 외워 두면 림프 케어의 동작 하나하나의 의미를 이해할 수 있다.

① **가볍게 만진다**

국소에 자극을 주는 것이 아니라 아주 약한 힘으로 가볍게 만짐으로써 뇌에 자극을 준다. 근육은 미약한 자극을 받으면 느슨해진다.

근육을 덮고 있는 근막 부분은 센서 같은 작용을 하며, 강한 자극보다 약한 자극을 민감하게 감지해 뇌에 신호를 보낸다. 그리고 이 신호를 받은 뇌가 약한 전기 신호를 근육에 돌려줌으로써 근육이 느슨해진다. 그러나 이 신호를 보내고 있을 때 강한 자극을 받으면 신호가 지워진다.

1제곱센티미터당 20그램 이하의 약한 힘으로 만지는 것이 원칙이다. 이 '20그램'에 관해서는 6장에서 자세히 설명하겠다. 아주 약한 힘으로 만지는 것이 기본 중의 기본임을 기억해두기 바란다.

② **흔든다**

딱딱해진 근육을 끝에서부터 살짝 흔들어서 움직인다. '귓불 돌리기(79쪽 참조)'에서 손가락으로 잡은 귓불을 살짝 들어 올렸듯이, 팽팽하게 당겨져 긴장한 근육은 살짝 움츠리면서 흔들어주면 효과적이다.

③ 힘을 넣어서 힘을 뺀다

근육에는 힘을 넣는 명령 계통은 있지만 힘을 빼는 명령 계통은 없다. 쉽게 말해 자신의 의지로 근육을 느슨하게 할 수는 없다. 그러므로 힘을 넣어서 그 반동을 이용해 힘을 빼는 것도 근육을 이완시키는 방법 중 하나다.

④ 숨을 내쉰다

호흡은 중요한 포인트다. 특히 입으로 숨을 천천히 내쉬면 자율신경 중에서 부교감 신경이 우위에 서기 때문에 힘이 빠진다.

⑤ 균형을 잡는다

몸의 균형이 전후좌우 중 한쪽으로 무너지면 근육이 그쪽으로 잡아당겨지기 때문에 과도한 긴장을 유발하게 된다. 그렇게 되지 않도록 몸을 통이라고 의식하며 균형을 유지한다.

⑥ 동기 동조를 이용한다

어떤 구조 하나를 흔들면 이웃한 구조도 함께 흔들리기 시작한다. 이것이 '동기 동조'다. 가령 많은 사람이 둥글게 서서 옆 사람과 손을 잡고 자유롭게 손을 흔든다고 가정하자. 처음에는 움직임이 제각각이지만 이윽고 모두의 움직임이 하나가 된다. 근육이나 세포도 이와 마찬가지여서, 움직이는 것에 동조해 똑같이 움직이는 성질이 있다. 요컨대 주위의 조직을 느슨하게 하면 대상이 되는 근육도 느슨하게 할 수 있다는 말이다.

또 주위의 근육을 흔들면 근육의 저항이 작아져서 목표로 삼은 근육을 효율적으로 느슨하게 할 수 있다.

⑦ 부드러운 말을 사용한다

몸도 마음과 마찬가지여서 말 한마디에 긴장도 하고 이완도 된다. "말랑말랑", "흐늘흐늘" 같은 말을 의식적으로 하면 근육도 점점 느슨해진다.

⑧ 주무르지 않는다. 누르지 않는다. 잡아당기지 않는다

주무르고, 누르고, 잡아당기는 동작은 근육을 수축시키는 행위다. 이런 행위를 하면 효과가 없어지니 주의하자.

이중에서도 특히 주의해야 할 것은 '① 가볍게 만진다'이다. 효과를 보지 못한다면 그 원인은 대부분 힘을 너무 줬기 때문이다. 효과가 없다 싶으면 먼저 힘을 너무 주고 있지 않은지 점검하자.

'근이완'의 8가지 포인트

① 가볍게 만진다
아주 약한 힘으로 만짐으로써 뇌에 신호를 보낸다.

② 흔든다
가볍게 들어 올리고 끝에서부터 살짝 흔든다.

③ 힘을 넣어서 힘을 뺀다
일단 힘을 넣고 그 반동을 이용해 힘을 빼는 방법을 사용한다.

④ 숨을 내쉰다
숨을 천천히 내쉬면 부교감 신경이 우위에 서기 때문에 온몸의 힘이 빠진다.

⑤ 균형을 잡는다
몸의 이상이나 통증의 원인은 근육 등의 균형이 무너진 것이다.

⑥ 동기 동조를 이용한다
주변의 근육을 느슨하게 하면 목표로 삼은 근육을 느슨하게 할 수 있다.

⑦ 부드러운 말을 사용한다
"말랑말랑", "흐늘흐늘" 같은 말을 하면 근육도 느슨해진다.

⑧ 주무르지 않는다. 누르지 않는다. 잡아당기지 않는다
주무르고, 누르고, 잡아당기면 근육은 느슨해지지 않는다.

근육은
양보다 질이다

'근육 트레이닝'보다 '근이완'

나이가 들면 주름이 생기고 좋은 자세를 유지하지 못하며 몸이 생각처럼 안 움직여지는 이유는 근육이 수축되어 굳어 가기 때문이다. 그래서 당신은 '근력을 키워야 해!'라며 열심히 근육을 단련하려 한다. 물론 근력을 키우는 것 자체는 결코 나쁜 일이 아니다. 그러나 단순히 근육량을 늘리기만 해서는 의미가 없다. 근육 트레이닝은 근육을 수축시키기를 반복해서 늘이는 작업이다. 근육은 수축하면 딱딱해진다. 단련만 하고 이완시키지 않으면 점점 딱딱해질 뿐이다.

힘껏 쥐어짠 물수건을 떠올려보기 바란다. 딱딱해진 근육에는 체액이 침투하지 못해 노폐물이 쌓인다. 이래서는 회춘은 고사하고 더 늙어 버린다. 근육은 양보다 질이 중요하다. 딱딱한 근육은 짐 덩어리에 불과하다. 근육의 본래 역할인 펌프 운동을 활성화시키기 위해서는 '근육 트레이닝'보다 '근이완'이 더 필요하다.

목표는 갓난아기 같은 말랑말랑한 근육

분명히 나이를 먹으면 근력이 쇠퇴하지만, 사실 이것이 노화의 직접적인 원인은 아니다. 근력을 극한까지 단련한 운동선수들을 보기 바란다. 수많은 유명 선수가 통증과 부상에 시달리고 있지 않은가? 한편 근력이 그다지 없더라도 근육이 느슨하고 유연하면 근육통 따위는 모르고 살 수 있다. 그 증거라고도 할 수 있는 존재가 갓난아기다. 근육을 전혀 단련하지 않은 말랑말랑한 아기의 몸은 피부도 촉촉하며 주름 따위는 하나도 없다.

실제로 근육을 단련하지 않아도 갓난아기의 근육처럼 말랑말랑하게 만들기만 하면 영양소와 산소가 골고루 퍼져 충분히 건강해질 수 있다. 오히려 말랑말랑하고 유연한 근육이 더 힘을 발휘할 수 있다.

새우등과 어깨 결림을 개선하는 '한손 만세 체조'

상반신의 근육을 느슨하게 한다

'한손 만세 체조'는 상반신의 근육을 느슨하게 할 때 가장 추천하는 방법이다. 이것은 '귓불 돌리기'와 함께 어깨 결림에 효과가 있다는 평가를 받으며 커다란 반향을 불러 일으켰다.

어깨 결림은 현대인들의 고질병이라고 해도 과언이 아니다. 먼저 왜 어깨가 결리는지 자세히 알아보자. 어깨부터 등을 덮고 있는 삼각형의 승모근이 딱딱하게 굳으면 우리는 '어깨가 결린다'고 느낀다. 목뼈는 몸의 뒤쪽으로 치우쳐 있기 때문에 가는 목뼈만으로 무게가 볼링공 정도인 머리를 지탱하기는 불가능하며, 목 앞쪽의 아래턱에 있는 설골근이 머리를 지탱하고 있다. 그런데 상반신을 계속 앞으로 기울이고 있거나 이 설골근이 약해지면 목이 앞쪽으로 쓰러져 등이 구부러진 새우등이 되며, 또한 어깨가 안쪽으로 말려 들어 둥근 어깨가 된다. 그러면 흉곽이 찌그러져 가슴에 있는 대흉근이 수축되면서 승모근을 억지로 잡아당긴다. 이 상태가 계속되면 승모근은 잡아당겨진 채로 경직되어 움직이지 않게 된다.

승모근과 대흉근은 서로 잡아당기고 있기 때문에 한쪽 근육만 느슨하게 해서는 다른 쪽 근육의 영향으로 다시 딱딱해지고 만다. 그러므로 서로 잡아당기고 있는 양쪽 근육을 치유해야 어깨 결림을 해소할 수 있다.

'한손 만세 체조'는 수축되어 딱딱해진 교근과 설골근, 대흉근, 광배근, 승모근을 느슨하게 하는 효과가 있다. 이들 상반신의 근육을 좋은 상태로 유지할 수 있으니 어깨 결림을 느끼지 않더라도 습관적으로 실천해보기 바란다. 나도 매일 밤 잠들기 전과 아침에 일어났을 때 이 체조를 한다.

'한손 만세 체조'

① 힘을 빼고 똑바로 눕는다. 한쪽 팔을 귀에 닿도록 올리고, 손바닥은 안쪽을 향한다. 다른 쪽 손을 반대쪽 뺨에 살짝 댄다. 코로 숨을 들이마시고 입으로 후 하고 내쉰다. 이 호흡을 4회 반복한다

누울 때는 너무 딱딱하지 않고 긴장을 풀고 누울 수 있는 곳이 좋다. 한쪽 팔을 귀에 닿도록 똑바로 들어 올리고 손바닥은 안쪽을 향한다. 이렇게 하면 잡아당겨졌던 승모근이 느슨해진다.

그리고 다른 쪽 손으로 반대쪽 뺨을 가볍게 만지면서 코로 숨을 들이쉬고 입으로 후 하고 내쉰다. 이 호흡으로 교근이 느슨해진다. 심호흡을 할 때마다 팔의 힘이 빠져 나가는 감각을 의식하기 바란다.

뺨에 손을 댈 때는 '20그램 이하의 약한 압력(203쪽 참조)'을 엄수하기 바란다. 손바닥에서 힘을 빼고 귀밑에서 턱 끝까지를 감싸듯이 부드럽게 만지자.

② 뺨에 대고 있던 손을 아래로 내려서 목에 댄다. 코로 숨을 들이쉬고 입으로 '후' 하고 내쉰다. 이 호흡을 4회 반복한다.

이렇게 하면 목을 지탱하는 광경근을 느슨하게 할 수 있다.

③ 목에 대고 있던 손을 가슴에 댄다. 뻗고 있던 팔을 내리고 팔꿈치를 90도로 굽힌 다음 옆으로 쓰러트린다. 코로 숨을 들이마시고 입으로 '후' 하고 내쉰다. 이 호흡을 4회 반복한다

팔꿈치를 90도로 굽히고 옆으로 쓰러트린다. 이렇게 하면 수축되어 있던 대흉근이 느슨해진다. 팔꿈치를 굽혔을 때 괴롭거나 통증이 느껴지면 편한 각도까지만 굽혀도 무방하다. 무리는 금물이다.

④ 90도로 굽혔던 팔을 다시 위로 뻗고 손바닥은 바깥쪽을 향한다. 가슴에 대고 있던 손을 옆구리에 댄다. 코로 숨을 들이쉬고 입으로 '후' 하고 내쉰다. 이 호흡을 4회 반복한다

※ 반대쪽도 ①~④의 동작을 똑같이 실시한다

팔을 위로 뻗고 손바닥은 바깥쪽을 향한다. 이렇게 하면 광배근이 느슨해진다.

핵심은 두 가지다. ①에서 팔을 뻗고 뺨에 손을 대는 동작은 팽팽하게 당겨져 있던 승모근을 느슨하게 하는 효과가 있다. 그리고 ③에서 뻗었던 팔꿈치를 굽히고 다른 쪽 손을 가슴에 댐으로써 수

축되었던 대흉근을 열어서 느슨하게 한다. 요컨대 팔을 올리는 동작으로 승모근을 움츠려 느슨하게 하고, 팔꿈치를 굽히는 동작으로 대흉근을 부풀려 느슨하게 하는 것이다.

또 이 체조를 하는 동안에는 호흡에도 주의를 기울이기 바란다. 코로 들이마시고 입으로 천천히 내쉬는 것이 기본이다. 특히 숨을 천천히 길게 내쉬면 부교감 신경이 자극을 받아 이완 효과가 커진다.

이것은 모든 림프 케어에 공통되는 호흡법이니 기억해두기 바란다.

한손 만세 체조

1 힘을 빼고 똑바로 눕는다. 한쪽 팔을 귀에 닿도록 올리고, 손바닥은 안쪽을 향한다. 다른 쪽 손을 반대쪽 뺨에 살짝 댄다. 코로 숨을 들이마시고 입으로 '후' 하고 내쉰다. 이 호흡을 4회 반복한다.

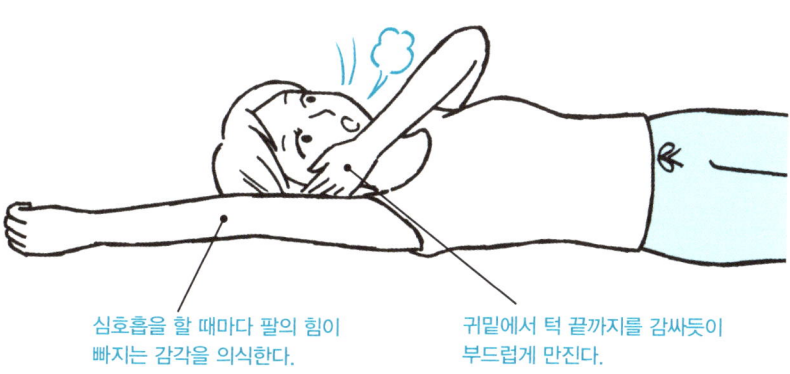

심호흡을 할 때마다 팔의 힘이 빠지는 감각을 의식한다.

귀밑에서 턱 끝까지를 감싸듯이 부드럽게 만진다.

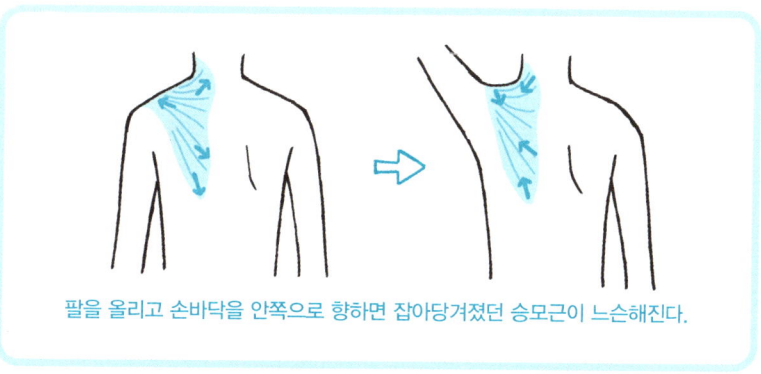

팔을 올리고 손바닥을 안쪽으로 향하면 잡아당겨졌던 승모근이 느슨해진다.

2 뺨에 대고 있던 손을 아래로 내려서 목에 댄다.
코로 숨을 들이마시고 입으로 '후' 하고 내쉰다.
이 호흡을 4회 반복한다.

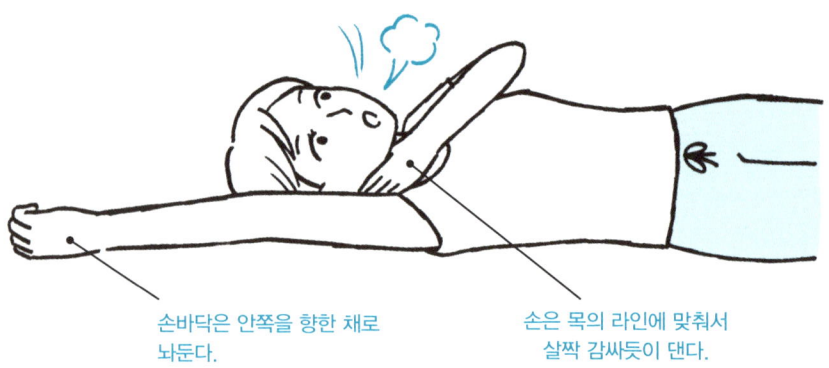

손바닥은 안쪽을 향한 채로 놔둔다.

손은 목의 라인에 맞춰서 살짝 감싸듯이 댄다.

3 목에 대고 있던 손을 가슴에 댄다. 뻗고 있던 팔을 내리고 팔꿈치를 90도로 굽힌 다음 옆으로 쓰러트린다. 코로 숨을 들이마시고 입으로 '후' 하고 내쉰다. 이 호흡을 4회 반복한다.

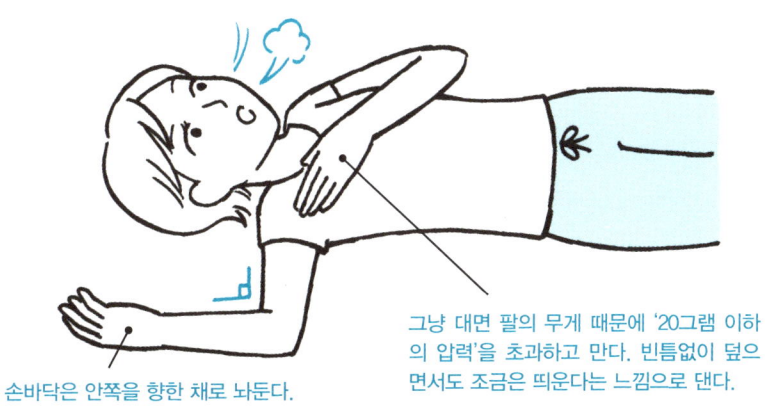

손바닥은 안쪽을 향한 채로 놔둔다.

그냥 대면 팔의 무게 때문에 '20그램 이하의 압력'을 초과하고 만다. 빈틈없이 덮으면서도 조금은 띄운다는 느낌으로 댄다.

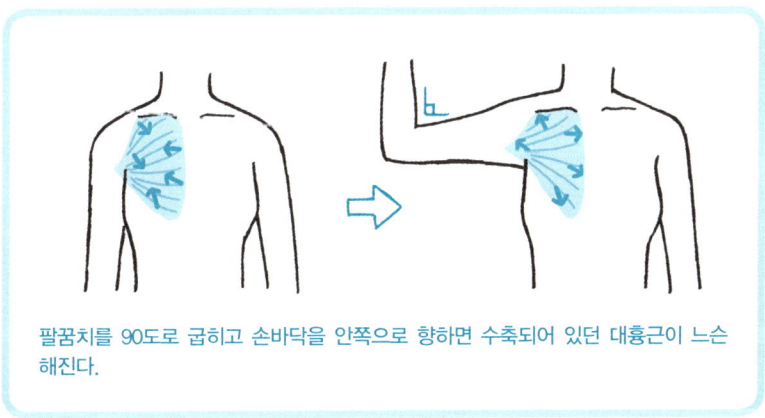

팔꿈치를 90도로 굽히고 손바닥을 안쪽으로 향하면 수축되어 있던 대흉근이 느슨해진다.

4 90도로 굽혔던 팔을 다시 위로 뻗고 손바닥은 바깥쪽을 향한다. 가슴에 대고 있던 손을 옆구리에 댄다. 코로 숨을 들이마시고 입으로 '후' 하고 내쉰다.
이 호흡을 4회 반복한다.

※ 반대쪽도 ①~④의 동작을 똑같이 실시한다.

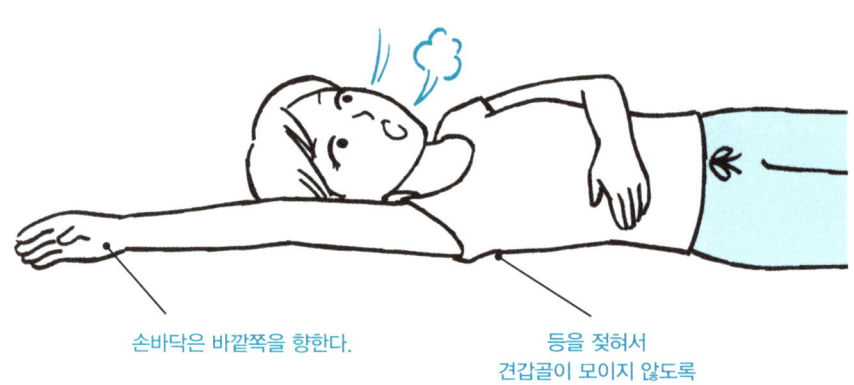

손바닥은 바깥쪽을 향한다.

등을 젖혀서
견갑골이 모이지 않도록
주의한다.

대요근과 골반을
바로잡는
'옆으로 누워 다리 돌리기'

골반의 위치를 바로잡아 요통을 퇴치한다

요통은 어깨 결림과 함께 현대인의 고질병 중 하나라고 할 수 있다. 우리는 걷고, 앉고, 작업을 하고, 눕는 등 일상생활의 기의 모든 상황에서 허리를 사용한다. 허리(腰)는 문자 그대로 몸의 '핵심'이며 두 발로 서서 생활하는 우리의 동작의 중심이 되는 부위인 만큼, 한번 요통이 생기면 좀처럼 낫지 않는다.

병원에서 진찰을 받거나 영상 검사를 해봐도 이상이 발견되지 않는 요통의 경우는 잘못된 자세나 노화에 따른 근력의 쇠퇴 등을 커다란 요인으로 생각할 수 있다. 올바른 자세라 해도 머리와 동체의 무게는 허리에 집중된다. 게다가 일상생활에서는 작업을 할 때 몸을 앞으로 숙여야 할 때가 많다. 몸을 앞으로 숙인 엉거주춤한 자세에서 허리에 가해지는 압력은 평소에 서 있을 때의 서너 배나 된다. 올바른 자세여도 이런 마당에 새우등이라면 어떻게 될까? 허리에 더 큰 부담이 가해져 등에서 허리 주변의 근육은 딱딱하게 굳어진다. 또 고령자들에게 자주 볼 수 있는 요통은 대요근이 쇠약해진 결과다. 대요근이 수축되어 골반이 앞쪽으로 잡아당겨지면서 척추기립근과 요방형근이 늘어나 통증이 생긴다.

 그래서 상반신부터 하반신까지 연결되어 있는 골반 주변의 근육을 골고루 느슨하게 해서 골반을 올바른 위치로 되돌리는 방법을 소개하겠다. 이때 주의해야 할 점은 통증을 참지 않는 것이다. 통증을 참으면서 하면 근육이 긴장해서 느슨해지지 않는다. 통증이 느껴지면 통증이 느껴지지 않는 범위에서 움직이기 바란다. 아주 조금만 움직여도 상관없다. 통증이 심할 경우는 움직이지 말고 심호흡만 해도 효과가 있다.

 핵심은 무릎을 돌리듯이 다리를 움직이는 것이다. 힘이 들면 위아래로 움직이기만 해도 상관없다. 무리해서 움직이면 힘이 들어가니 주의하자.

이 방법을 실천하면 골반의 위치가 바로잡혀 몸이 입체적이 되며 허리가 가늘어지는 효과도 있다. 몸에 특별한 이상이 없는 사람에게도 추천한다.

'옆으로 누워 다리 돌리기'를 하는 방법

① 머리 밑에 타월을 접어서 깔고 옆으로 눕는다. 몸과 수직이 되도록 양팔을 겹쳐서 뻗는다.

시선은 정면을 향하고 어깨와 허리, 다리가 일직선이 되게 한다. 타월은 머리와 바닥이 수평이 되는 높이로 조절하기 바란다. 베개나 쿠션을 사용해도 무방하다.

② 위쪽 팔을 귀 옆에 대고 뻗으며, 아래쪽 팔을 반대쪽 옆구리에 가볍게 댄다. 위쪽 다리의 무릎을 90도로 굽혀 바닥에 댄다.

팔과 어깨, 배, 허리, 다리가 일직선이 되게 한다.

③ 무릎을 굽힌 쪽 다리를 자전거 페달을 밟듯이 8회 돌린다. 이것을 1세트로 삼아 4회 반복한다.

다리를 돌릴 때는 아래쪽으로 차내듯이 살짝살짝 흔들며 움직이자. 발목이 곧게 뻗지 않도록 주의하면서 대요근부터 움직인다는 느낌으로 발을 움직이면 광배근과 대요근, 요방형근을 효과적으로 느슨하게 할 수 있다.

만약 어깨나 허리에 통증이 느껴진다면 팔이 일직선이 되지 않아도 상관없다. 다만 어깨가 앞으로 기울지 않도록 주의하자.

④ 타월을 치우고 뻗고 있던 쪽 팔의 팔꿈치를 90도로 굽힌다. 아래쪽 손을 반대쪽 허리에 가볍게 댄다.

이때의 시선은 굽힌 팔의 새끼손가락을 향한다.

⑤ 자전거 페달을 밟듯이 다리를 8회 돌린다. 이것을 1세트로 4회 반복한다.

※ 반대쪽도 ①~⑤의 동작을 똑같이 실시한다.

자세가 뒤로 넘어가지 않도록 무릎을 바닥에 대고 골반 아래쪽에 고정시킨다. 다리가 들리지 않도록 돌리면 골반에서 하반신을 연결하는 대요근이 느슨해지며 이와 연동해 골반 주변의 근육도 느슨해진다.

* '옆으로 누워 다리 돌리기'를 저자는 '셰 체조'라고 명명했다. '셰 체조'에서 '셰'는 1960년대 일본 전국에서 인기를 끈 애니메이션 〈오소마쓰군〉의 등장인물이 독특한 포즈를 취한 후 입으로 낸 소리에서 유행된 말이다. 이 책에서는 독자들이 쉽게 이미지를 떠올릴 수 있도록 '옆으로 누워 다리 돌리기'로 소개한다.

옆으로 누워 다리 돌리기

1 머리 밑에 타월을 접어서 깔고 옆으로 눕는다.
몸과 수직이 되도록 양팔을 겹쳐서 뻗는다.

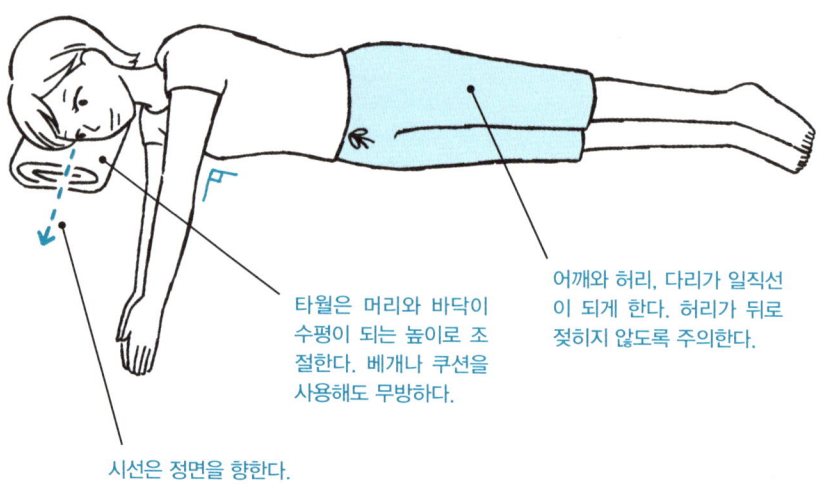

타월은 머리와 바닥이 수평이 되는 높이로 조절한다. 베개나 쿠션을 사용해도 무방하다.

어깨와 허리, 다리가 일직선이 되게 한다. 허리가 뒤로 젖히지 않도록 주의한다.

시선은 정면을 향한다.

2 위쪽 팔을 귀 옆에 대고 뻗으며, 아래쪽 팔을 반대쪽 옆구리에 가볍게 댄다. 위쪽 다리의 무릎을 90도로 굽혀 바닥에 댄다.

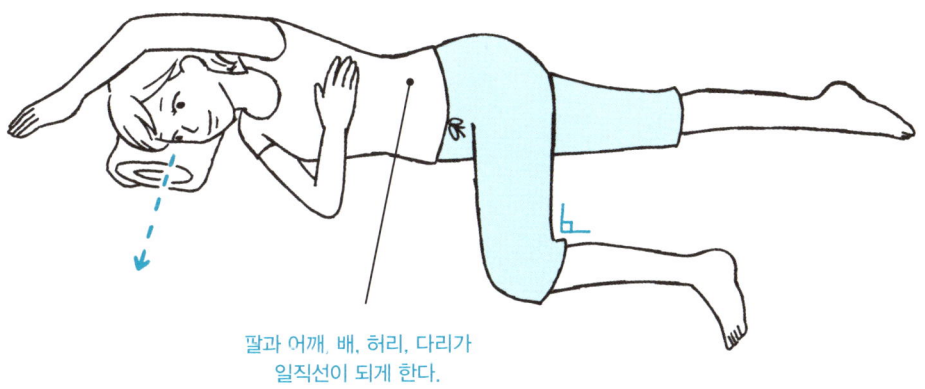

팔과 어깨, 배, 허리, 다리가 일직선이 되게 한다.

3 무릎을 굽힌 쪽 다리를 자전거 페달을 밟듯이 8회 돌린다. 이것을 1세트로 삼아 4회 반복한다.

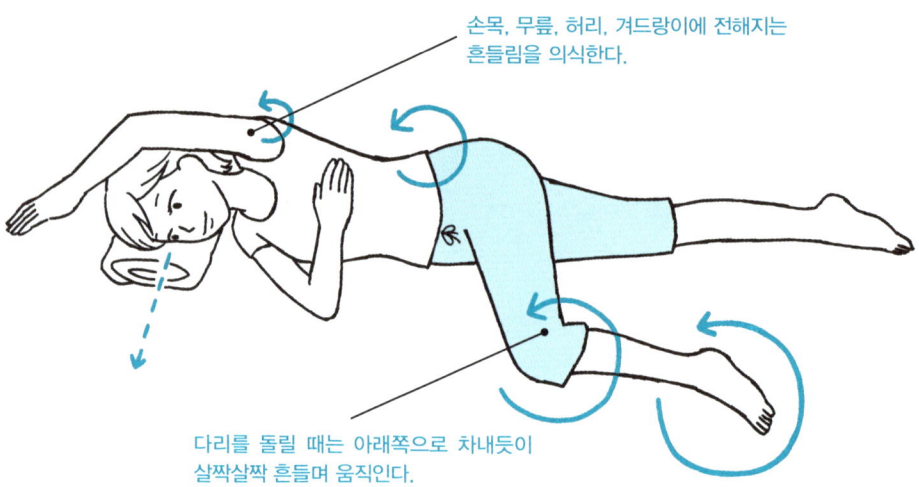

손목, 무릎, 허리, 겨드랑이에 전해지는 흔들림을 의식한다.

다리를 돌릴 때는 아래쪽으로 차내듯이 살짝살짝 흔들며 움직인다.

4 타월을 치우고 뻗고 있던 쪽 팔의 팔꿈치를 90도로 굽힌다. 아래쪽 손을 반대쪽 허리에 가볍게 댄다.

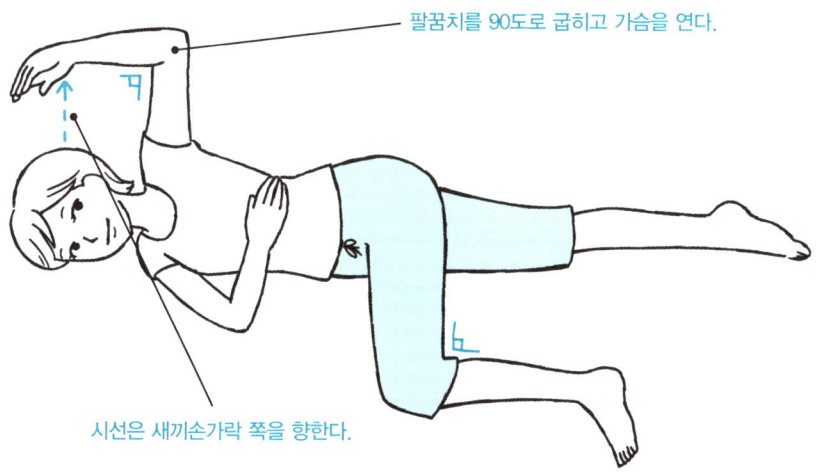

팔꿈치를 90도로 굽히고 가슴을 연다.

시선은 새끼손가락 쪽을 향한다.

5 자전거 페달을 밟듯이 다리를 8회 돌린다.
이것을 1세트로 4회 반복한다.

※ 반대쪽도 1~5의 동작을 똑같이 실시한다.

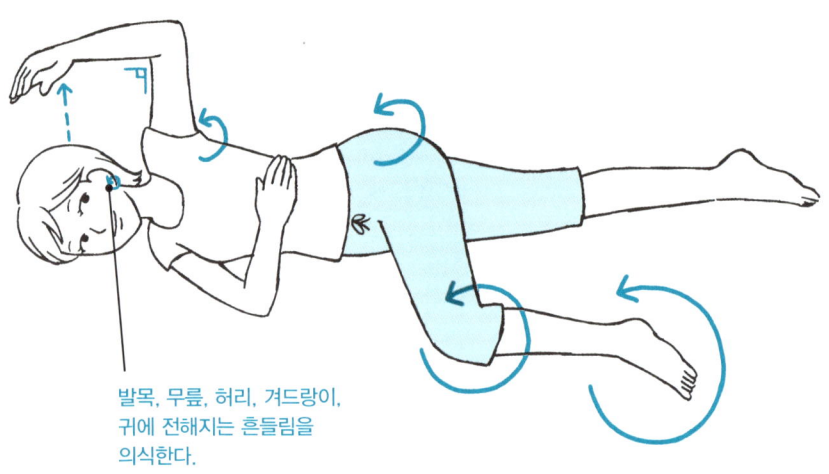

발목, 무릎, 허리, 겨드랑이, 귀에 전해지는 흔들림을 의식한다.

5

몸을 '올바르게' 사용하는 법

여섯 개의 '지지근'이 사람을 서 있게 한다

지지근을 바로잡으면 건강해진다

앞에서 사람의 머리를 지탱하고 있는 것은 뼈가 아니라 근육이라고 이야기했는데, 그렇다면 우리는 어떻게 두 다리로 서 있을 수 있는 것일까?

사람이 설 때 중요한 근육은 온몸에 여섯 개가 있다. 이것을 지지근이라고 한다.

① 교근

저작근 가운데 가장 표층에 있는 근육이다. 저작근은 턱관절을 움직일 때 필요한 근육으로, 측두근과 외측익돌근, 내측익돌근, 교근이 포함된다. 이중에서도 가장 강한 근육은 저작근으로, 위아래의 치아를 악물었을 때 뺨 뒤쪽부터 하관 부분을 만져 보면 느낄 수 있다. 하관부터 눈 밑 부분에 걸쳐 아래에서 머리를 지탱한다고 생각하면 된다.

② 설골근

목 앞쪽에서 설골로 이어지는 근육의 총칭이다. 다양한 근육이 모여 있으며, 앞으로 쓰러지려고 하는 머리를 앞에서 지탱한다.

③ 대흉근

쇄골이나 흉골에서 겨드랑이에 걸쳐 흉부의 대부분을 뒤덮고 있는 부채 모양의 근육이다. 새우등이 습관이 되면 수축된 채로 굳어 버린다.

④ 대요근

몸속에 있는 굵고 강한 근육으로, 등뼈와 두 다리를 연결한다. 다리를 들어 올릴 때, 걸을 때, 달릴 때, 계단을 오를 때 사용된다. 림프 케어에서 매우 중요한 근육이다.

⑤ 햄스트링

무릎을 굽히는 역할을 하는 넓적다리 뒤쪽 근육의 총칭이다. '햄'은 '넓적다리 살', '스트링'은 '끈'이라는 의미가 있다. 대퇴이두근, 반건양근, 반막양근 등의 근육이 포함되며, 항상 혹사당하는 부위이기도 하다.

⑥ 비복근

장딴지의 근육이다. 뿌리 부분은 아킬레스건으로 발뒤꿈치에 붙어 있다. 발끝으로 설 때나 달릴 때 지면을 뒤쪽으로 강하게 차내는 일을 한다.

'사람이 서 있을 때 지지근이 몸을 밑에서부터 지탱하고 있다'고 상상해보기 바란다. 예를 들어 국기를 매단 깃봉을 지면에 세울 때는 쓰러지지 않도록 지지대를 세운다. 사람도 국기와 마찬가지로 무거운 머리가 위쪽에 있다. 즉, 지지근은 몸을 지탱하는 지지대라고 할 수 있다.

사람의 몸을 지탱하는 지지근

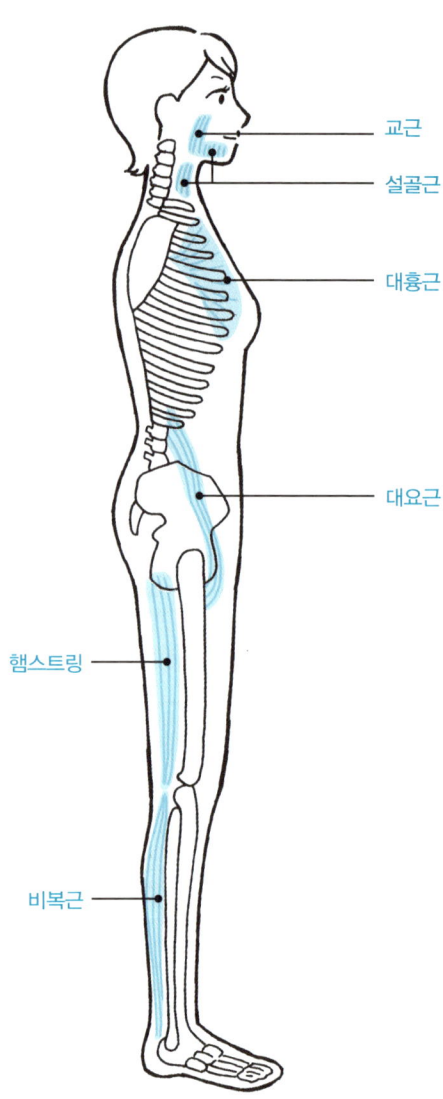

지지근이 긴장이나 피로로 수축되면 지탱을 하지 못하게 되어 강이 찌그러진다. 올바른 자세를 유지해 건강을 지키기 위해서는 의식적으로 지지근의 균형을 바로잡는 것이 매우 중요하다.

굴근과 신근의 관계

근육은 굴근과 신근이 서로 버티고 있다

사람의 몸의 근육은 '굴근(구부릴 때 사용하는 근육)'과 '신근(펼 때 사용하는 근육)'으로 구성되어 있다. 145쪽의 '한손 만세 체조'를 설명할 때 대흉근과 승모근은 서로 잡아당기고 있기 때문에 양쪽 근육을 모두 치유해야 한다고 이야기했다. 그 관계가 신근과 굴근이다. 여기에서는 대흉근이 굴근이고 승모근이 신근에 해당한다. 또 앞에서 소개한 지지근은 전부 굴근이다.

동체에서는 대요근이 굴근이고 척추기립근이 신근, 위팔에서는 상완이두근이 굴근이고 상완삼두근이 신근, 넓적다리에서는 햄스트링이 굴근이고 대퇴사두근이 신근, 무릎 아래에서는 비복근이 굴근이고 전경골근과 장지신근이 신근이다.

손가락 하나를 구부릴 때도 굴근과 신근이 움직이는데, 이것들은 림프 케어에서 중요한 근육이다.

동양인에게 새우등과 둥근 어깨가 많은 이유

몸을 웅크리고 무릎을 굽혀보기 바란다. 뒤쪽의 근육이 움츠러들고 넓적다리 앞쪽의 근육이 늘어난다. 이 경우는 뒤쪽의 햄스트링이 굴근이고 앞쪽의 대퇴사두근이 신근이다.

신근보다 굴근이 강하기 때문에 신근은 굴근의 힘에 잡아당겨지기 쉽다.

또 동양인은 신근이 우위에 서서 작용하기 때문에 어깨 결림이나 요통에 걸리기 쉽다. 동양인은 문화적으로 굴근을 많이 사용하는 생활을 한다. 한편 서양인의 생활을 살펴보면 신근을 사용하는

굴근과 신근

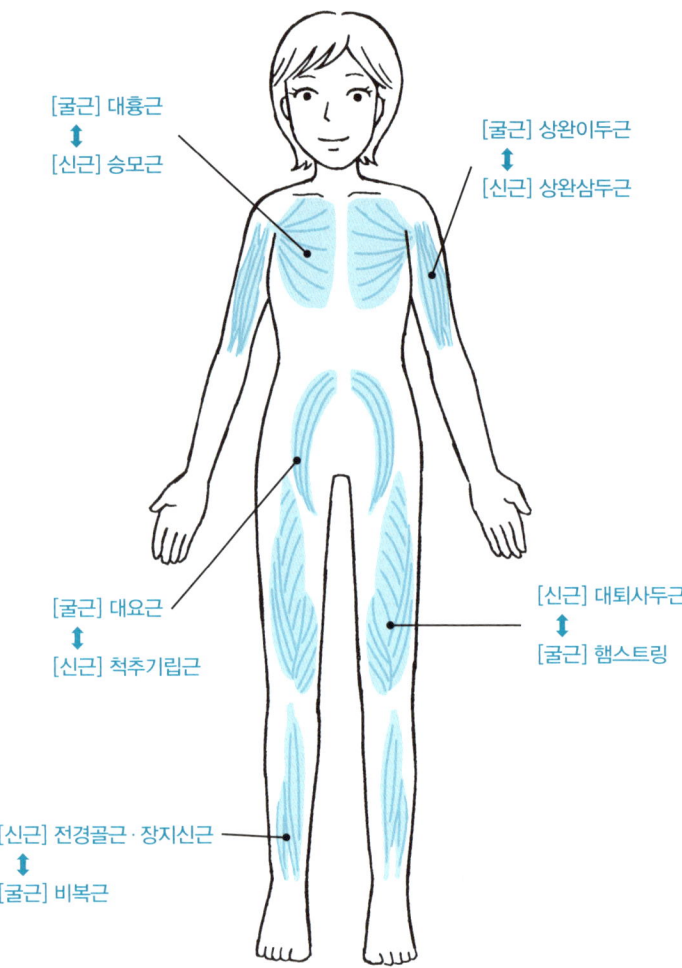

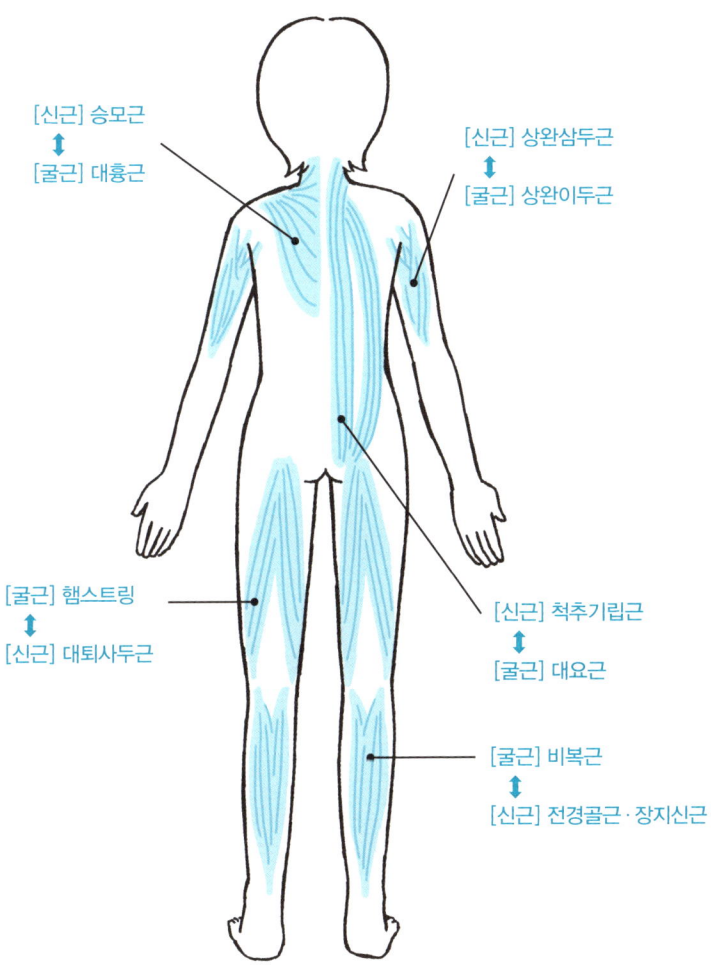

움직임이 많다. 가까운 예로 동양인(특히 한국인과 일본인)은 인사를 할 때 몸을 굽히며 "안녕하세요"라고 말한다. 한편 서양인은 "안녕!"이라며 등을 펴고 손을 들어올린다. 농사일에 사용하는 괭이의 사용법도 서로 다르다. 동양에서는 괭이를 땅으로 내리 꽂은 후 흙에 집어넣고 자신의 방향으로 잡아당기며 밭을 간다. 한편 서양에서는 흙에 집어넣은 다음 밀어 올려서 흙을 갈아엎는다. 톱도 마찬가지다. 동양에서는 당겨서 자르지만 서양에서는 밀어서 자르는 경향이 있다.

씹는 방법의 차이가 온몸의 근육에 영향을 끼친다

왜 이렇게 차이가 날까? 나는 씹는 방법이 온몸의 근육에 영향을 끼친다고 생각한다. 사람의 중심은 귀(=턱)이기 때문이다.

동양인의 얼굴은 평면적인 데 비해 서양인의 얼굴은 세로로 길고 윤곽이 뚜렷하다. 동양인은 곡물을 먹는 농경민족이며, 음식을 어금니(대구치)로 씹어 으깨서 먹는다. 이때 입을 크게 벌리지 않고 우물우물 씹는 까닭에 상반신이 앞으로 기울어졌고, 그 결과 온몸이 굴근 우위가 되었다. 한편 서양인은 고기를 먹는 수렵민족이다.

송곳니(소구치)로 물고 찢어서 먹는다. 입을 크게 벌려 고기를 물고 찢어서 삼키면 신근이 먼저 활동하기 때문에 온몸이 신근 우위가 된다.

동양인은 굴근으로 잡아당기고 서양인은 신근으로 밀어낸다. 그 결과 동양인은 굴근이 우위가 되어 새우등 자세가 유난히 많은 것이다.

'문화적 특성'도 새우등과 둥근 어깨가 많은 이유 중 하나라는 말이다.

굴근과 신근을
효과적으로
사용하는 방법

굴근은 수축되기 쉬운 근육

관절 주변에서는 굴근과 신근이 항상 쌍을 이루고 있다. 근육은 움츠러들 때는 힘을 내지만 뻗을 때는 힘을 내지 못하기 때문에 굴근과 신근이 한 세트가 되지 않으면 '굽힌다', '편다'라는 상반된 동작을 하지 못한다.

대부분의 굴근은 몸의 표면 근처에 있기 때문에 힘을 주면 부풀어 오르는 모습을 확인할 수 있다. 알통에 해당하는 상완이두근, 역삼각형 체형을 만드는 대흉근 등은 대표적인 굴근이다. 한편 신근은 단련하지 않아도 굴근의 몇 배나 되는 힘을 지니고 있다. 그러나 단련해도 근육이 커지지 않는다는 특징이 있다. 분명히 위팔의 뒤쪽에 있는 상완 삼두근은 단련을 해도 울퉁불퉁 튀어나오지 않는다. 이곳을 울퉁불퉁하게 만들려면 보디빌더처럼 특수한 트레이닝을 해야 한다.

신근을 느슨하게 하면 힘이 나온다

앞에서도 이야기했듯이, 균형이 잡히고 힘을 뺀 자세가 올바른 자세다. 그러면 자신이 굴근으로 서 있는지 확인하는 방법을 소개하겠다. 선 상태에서 넓적다리 앞쪽에 있는 대퇴사두근이 얼마나 딱딱한지 확인한다. 이것은 무릎을 펼 때 활동하는 신근이다. 새우등이거나 허리를 뒤로 젖히고 서는 사람은 이 근육이 부풀어 있을 것이다.

먼저 최대한 온몸의 힘을 빼고 똑바로 선다. 그리고 발바닥을 바닥에 붙이고 자세를 유지한 상태에서 좌우 다리를 미세하게 움직여보기 바란다. 대퇴사두근이 바르르 떨리면 정상이다. 그러나 아마도 대부분은 의식하지 않고 서 있을 때 대퇴사두근이 비정상적으로 긴장한 상태일 것이다. 이것은 햄스트링과 비복근 등의 굴근으로 서 있지 않다는 증거다.

다리의 굴근은 뼈의 뒤쪽에 있으며, 신근은 뼈의 앞쪽에 있다. 사람이 설 수 있는 이유는 굴근이 몸을 뒤에서 받치고 있기 때문이다. 그리고 허리에서는 굴근과 신근의 위치가 반대가 된다. 다리를 끌어 올리는 대요근(굴근)이 골반과 등뼈를 앞쪽에서 뒤쪽으로 지탱한다. 그리고 몸과 팔의 앞면에 있는 대흉근과 상완이두근이라는 굴근, 등에 있는 승모근과 상완삼두근이라는 신근이 몸을 지탱하고 있다. 여기에서 중요한 점은 대요근이 이완되면서 몸을 지탱하고 있다는 것이다. 그런데 대요근이 긴장하면 몸은 앞으로 잡아당겨지고, 그 결과 신근인 척추기립근과 서로 잡아당기게 되어 요통이 발생한다. 이것이 신근에서 일어나는 통증 또는 결림이다.

굴근을 느슨하게 해서 몸을 지탱하면 신근은 균형만을 잡는다. 서기 위해 긴장할 필요는 전혀 없다. 균형이 잡히고 편안한 자세에서는 신근은 이완되며 굴근은 약간 팽팽한 통의 형태로 몸을 지탱한다. 이 상태에서 걷거나 몸을 움직이면 놀랄 만큼 가볍고 원활하게 움직일 수 있다. 신근은 의식하지 말고 굴근을 사용하는 데만 집중하며 몸을 움직여보자. 처음에는 어려울지도 모르지만 계속 반복하면 굴근을 사용하는 법을 뇌가 학습한다. 그리고 뇌가 그 방법을 기억하면 무의식적으로도 할 수 있게 된다.

섬라인과 핑키라인

섬라인은 굴근, 핑키라인은 신근

손끝과 발끝에서부터 몸의 중심을 향해 근육의 움직임을 거슬러 올라가면 최종적으로는 귀밑, 턱 주변에 도달하는데, 이 라인에는 두 종류가 있다. '섬(엄지손가락)라인'과 '핑키(새끼손가락)라인'이다.

섬라인과 핑키라인

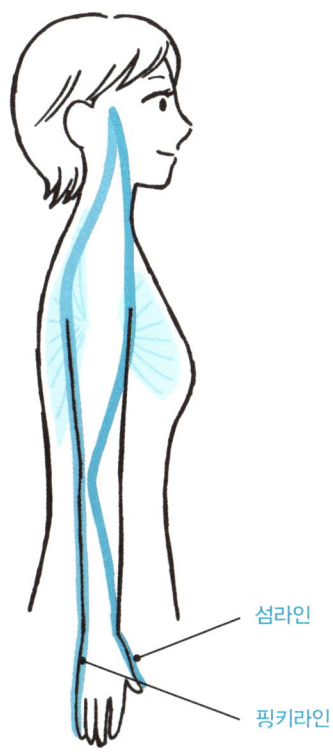

섬라인은 신근인 대흉근을, 핑키라인은 굴근인 승모근을 지나간다.

① **섬(엄지손가락)라인**

엄지손가락 끝에서 몸의 중심을 향해 나아가면 몸의 앞쪽에 있는 상완이두근과 대흉근을 거쳐 측두근으로 이어진다.

② **핑키(새끼손가락)라인**

새끼손가락 끝에서 몸의 중심을 향해 나아가면 몸의 뒤쪽에 있는 상완삼두근과 승모근을 거쳐 측두근으로 이어진다.

섬라인의 근육이 굴근, 핑키라인의 근육이 신근이다. 섬라인은 핑키라인보다 압도적으로 힘이 세며 머리를 지탱하고 있다. 그러나 균형이 무너지면 핑키라인의 근육을 잡아당겨서 머리를 지탱하려 하기 때문에 신근에 부담이 간다. 섬라인을 제대로 사용하면 핑키라인은 머리를 지탱할 필요 없이 균형만 잡으면 되지만, 안타깝게도 핑키라인에 힘이 들어가는 사람이 많다. 지금부터 섬라인을 올바르게 사용하는 방법을 설명하겠다.

이렇게
짐을 들면
몸이 편하다

핑키라인은 신근을 손상시킨다

우리는 걸을 때 짐을 들고 있는 경우가 많다. 그래서 가급적 몸에 부담을 주지 않도록 짐의 양을 줄이거나 좌우의 균형을 잘 잡는 등 이런저런 궁리를 한다. 여기서 중요한 것은 물건을 드는 방법이다.

당신은 손에 짐을 들 경우 어떻게 잡는가? 대부분은 무의식적으로 둘째손가락부터 새끼손가락까지 네 손가락에 짐을 걸 것이다.

엄지손가락을 사용하는 사람은 거의 없지 않을까? 사실 이것이 근육의 균형을 무너트리는 원인 중 하나다.

　엄지손가락 이외의 네 손가락으로 짐을 든다는 것은 새끼손가락에서 팔 위쪽의 상완삼두근, 승모근으로 이어지는 핑키라인을 사용해 신근으로 든다는 뜻이다. 이때 근육이 어떻게 사용되는지 굴근과 신근의 관계로 설명하겠다. 먼저, 엄지손가락 이외의 손가락을 굽혀서 짐에 걸면 손가락과 손목, 팔꿈치의 굴근이 움츠려든다. 그리고 그 상태에서 짐을 끌어 올리면 이번에는 몸 바깥쪽의 신근이 움츠려들어 굴근과 신근 양쪽이 긴장한다. 굴근은 움츠려들어 딱딱해지고, 신근은 잡아당겨져 딱딱해진다.

　짐을 들었을 때 이를 악물고 몸이 앞쪽으로 기울며 어깨가 빵빵하게 부푼 상태가 되는 것은 신근을 사용했기 때문이다.

섬라인으로 짐을 든다

　해결 방법은 간단하다. 섬라인을 사용해서 들면 된다. 섬라인으로 들면 힘은 팔의 안쪽에 있는 무지구에서 척골을 거쳐 상완이두근으로 들어가며, 대흉근에서 쇄골을 지나 악설골근과 갑상설골근,

광경근 등을 거쳐 교근으로 이어진다. 요컨대 굴근만으로 짐을 들 수 있게 된다.

실제로 짐을 들어보자. 검지손가락부터 새끼손가락까지 네 손가락에 짐을 걸고 위에서 무지구(엄지손가락의 밑동)를 누른다. 엄지손가락 이외의 손가락은 거들기만 하고 엄지손가락과 손바닥이 만나는 부분으로 가방 손잡이를 감싸는 느낌이다. 핑키라인으로 들 때의 힘의 비율은 엄지손가락 10퍼센트에 나머지 손가락 90퍼센트이겠지만, 섬라인으로 들 때는 엄지손가락 80퍼센트에 다른 손가락 20퍼센트를 의식해보자.

섬라인으로 짐을 들어 올렸을 때 대흉근을 만져보기 바란다. 엄지손가락과 손바닥이 만나는 부분을 앞으로 누르면 대흉근에 힘이 들어가는 것을 느낄 수 있을 것이다. 굴근이 제대로 작용하고 있다는 증거다.

짐을 드는 일이 '치유'가 된다

'어? 대흉근이 말랑말랑해야 하는 거 아니었어?'라는 의문을 느낀 사람도 있을 것이다. 근육은 연계해야 힘이 나므로 연결되어 있지 않으면 실 전화의 실이 끊어져서 소리가 전해지지 않는 것과 같은 상태가 되어 버린다. 근육과 근육을 연계시키려면 어느 정도는 팽팽해야 한다.

팽팽함이라고는 해도 근육이 수축되어 딱딱해진 것과는 전혀 다르다. 섬라인으로 짐을 들면 오그라들었던 대흉근이 적당히 늘어나며 해방되기 때문에 펌프가 팽창한 상태가 된다. 즉, 근육이 이완된 채로 짐을 가볍게 들어올릴 수 있게 된다.

처음에는 무지구의 움직임에 맞춰 대흉근이 어떻게 반응하는지 확인하면서 짐을 들어보면 좋다. 팔의 근력뿐만 아니라 근육의 연계를 의식하기 바란다. 제대로 하고 있는지 확인할 때는 자신의 가슴이나 어깨를 만져보면 된다. 핑키라인의 신근으로 들고 있을 경우는 이를 악물고 어깨가 안쪽으로 들어가며 등의 승모근에 힘이 들어가 딱딱해진다. 그러나 올바르게 섬라인의 굴근으로 들었으면 턱에서 힘이 빠진다. 그리고 가슴의 대흉근에 적당한 힘이 가해지며 어깨가 내려가 편한 상태가 된다. 어깨에서도 힘이 빠진다.

이 방법으로 짐을 들 수 있게 되면 짐을 든 쪽 손이 들지 않은 쪽 손보다 가볍게 느껴지며, 짐을 놓은 뒤에 어깨가 올바른 위치로 돌아가고 몸도 덜 피곤해진다. 말하자면 짐을 드는 일 자체가 '림프 케어'인 셈이다.

짐을 드는 올바른 방법

섬라인
섬라인을 사용하면 무지구와 상완이두근, 대흉근, 교근, 측두근으로 힘이 전달된다. 가슴이 팽팽하게 부푼 상태가 되고 어깨도 올바른 위치로 돌아와 몸이 부담을 받지 않게 된다.

- 측두근
- 교근
- 대흉근
- 상완이두근

짐을 드는 올바른 방법
가방 손잡이에 엄지손가락과 손바닥이 만나는 곳을 대고 잡으면 섬라인을 사용할 수 있다.

이렇게 들면 몸에 부담을 준다

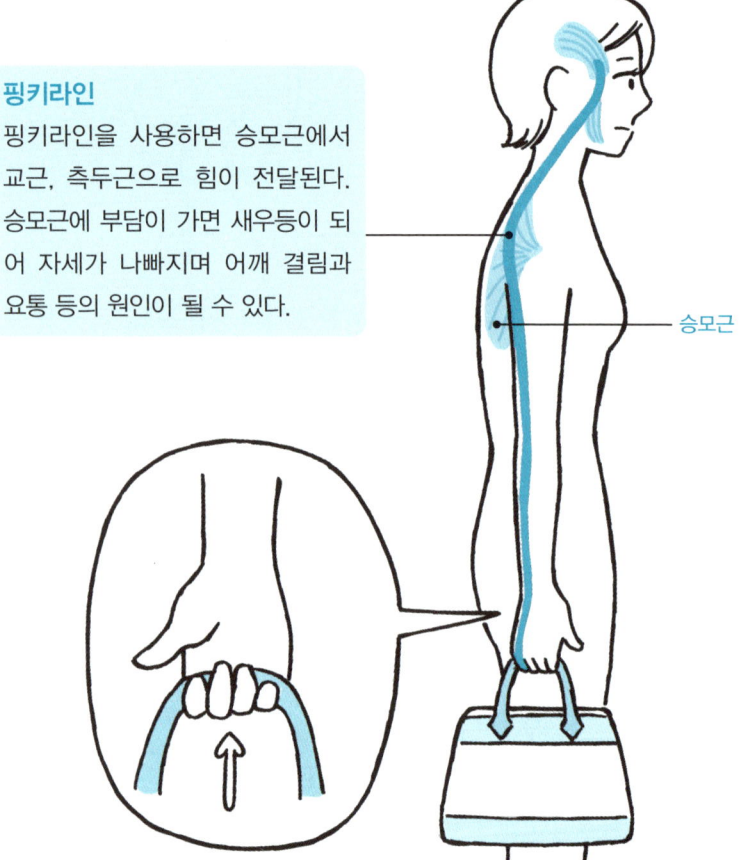

핑키라인
핑키라인을 사용하면 승모근에서 교근, 측두근으로 힘이 전달된다. 승모근에 부담이 가면 새우등이 되어 자세가 나빠지며 어깨 결림과 요통 등의 원인이 될 수 있다.

승모근

이렇게 들면 몸에 부담을 준다
엄지손가락 이외의 네 손가락을 사용해 밑에서부터 들어 올리면 핑키라인에 부담이 가해진다.

통증이 사라지는
'반짝반짝 잼잼 마술'

굴근과 신근을 흔들어서 균형을 잡는다

이번에는 통증에 효과가 있는 방법을 소개하겠다. 병원에 갈 정도는 아니지만 몸이 괴롭다, 병원에 가도 원인을 알 수가 없다, 고질적인 통증에 시달리고 있다……. 이런 사람에게 추천하는 방법이다. 방법은 간단하다. 부드럽게 만지고 근육을 흔들어주는 것뿐이다. 그러면 림프의 흐름이 원활해져 경직되었던 근육이 느슨해진다. 이렇게만 해도 놀랄 만큼 몸이 가벼워진다. 심지어 10초 만에 통증이 사라지는 사람도 있다.

'한손 만세 체조'나 '옆으로 누워 다리 돌리기'와 다른 점은 눕지 않아도 된다는 것이다. '한손 만세 체조'나 '옆으로 누워 다리 돌리기'의 경우 선 상태에서는 근육에 흔들림이 잘 전달되지 않기 때문에 누운 상태에서 체조를 했다. 그러나 '반짝반짝 잼잼 마술'은 양손을 쥐었다 폈다 함으로써 굴근과 신근을 흔들기 때문에 눕지 않아도 진동이 전달된다.

여기에서 중요한 점은 아픈 부위에 가볍게 손을 대고 근육을 흔드는 것이다. 커다란 나무 한 그루를 상상하기 바란다. 나뭇잎의 끝을 잡고 흔들면 그 흔들림이 전달되어 다른 잎이나 가지도 흔들리기 시작한다. 이때 흔들고 있는 부분과 다른 부분을 가볍게 만지면 그 장소에 흔들림이 전해져 가장 크게 흔들린다. 그러나 이때 강한 힘으로 잎을 잡고 있으면 흔들림이 전달되지 않아 진동은 사라져 버린다. 그러므로 여기에서도 약한 힘으로 만지는 것이 중요하다.

굴근과 신근을 움직인 흔들림은 귀에 전달된 뒤 손으로 만진 통증 부위에 도달한다. 이와 같이 통증이 있는 부분의 근육이 흔들리면 근육의 균형이 바로잡혀 통증이 사라진다.

'반짝반짝 잼잼 마술'

① 아픈 곳을 찾아서 가장 아픈 부위를 손으로 부드럽게 만진다.

가장 아픈 부위를 손으로 가볍게 만진다. 만질 때의 힘은 1제곱센티미터당 20그램 이하의 압력(203쪽 참조)을 준수하기 바란다.

② 코로 숨을 들이마시고 입으로 '후' 하고 내쉰다. 이 호흡을 2회 반복한다.

심호흡을 할 때는 팔이나 몸을 움직이지 않도록 하자. 심호흡에 집중하며 몸의 힘을 빼고 편하게 있기 바란다.

③ 다른 쪽 손바닥을 '반'에 바깥으로, '짝'에 안쪽으로 향하며 '반짝반짝' 하고 두 번 돌린다. 이것을 4회 반복한다.

양팔을 조금 옆으로 벌린다. 가슴을 조금만 연다는 느낌으로 팔 전체를 바깥쪽으로 비튼다. 이때 몸에 힘이 들어가지 않도록 주의하기 바란다. 만지고 있는 통증 부위도 팔의 움직임에 맞춰서 함께 움직이는 것을 느끼자.

④ 코로 숨을 들이마시고 입으로 '후' 하고 내쉰다. 이 호흡을 2회 반복한다.

②와 마찬가지로 팔의 움직임을 멈추고 심호흡한다.

⑤ 다른 쪽 손을 '잼잼'을 하듯이 주먹을 쥐었다 편다. 이것을 4회 반복한다.

③과 마찬가지로 만지고 있는 부분도 팔의 움직임과 함께 움직이는 것을 의식하자.

⑥ ②~⑤의 움직임을 1세트로 4회 반복한다.

온몸의 힘을 빼고 편하게 있자. 심호흡과 반짝반짝, 잼잼을 반복하면 신기하게도 통증이 점점 사라진다.

등처럼 자신의 손이 닿지 않는 곳은 다른 사람에게 만져 달라고 하자. 이때 반짝반짝과 잼잼은 양손으로 한다.

만진 부위의 통증은 사라졌지만 다른 부위에 통증을 느끼기 시작할 경우도 있을지 모른다. 이것은 통증이 이동한 것이 아니라 강한 아픔이 사라지자 다른 부위에 있었던 약한 통증을 느끼게 된 것이다. 넓은 부위나 강한 통증의 경우 갑자기 사라지지는 않는다. 많은 사람은 하나의 통증이 사라진 뒤에 다른 약한 통증을 느끼게 된다. 그럴 때는 그 약한 통증이 느껴지는 부위에 ①부터 '반짝반짝 잼잼 마술'을 하기 바란다. 조금씩 통증이 약해짐을 의식해보자.

또 넓은 범위에 걸쳐 통증을 느끼는 사람은 가장 아픈 부분이 어디인지 알 수가 없는 경우도 있다. 그럴 때는 어딘가 한 부분을 정해서 해보기 바란다. 그러면 그 주변도 개선된다.

통증이 사라지는 이유

이 림프 케어는 과학적, 역학적, 발생학적, 생리학적, 해부학적인 고찰과 예상에 따른 실증이다.

"무엇인가를 붙잡아야 간신히 설 수 있었던 허리가 순식간에 개선되었다."

"이 병원 저 병원을 다녀봐도 낫지 않았던 선초염이 순식간에 개선되었다."

"모르핀조차 듣지 않았던 목에서 목구멍, 어깨에 걸친 통증이 사라졌다."

이것은 '반짝반짝 잼잼 마술'의 효과를 본 사람들의 증언이다. 과장은 전혀 없다. 경험자의 솔직한 감상이다.

림프의 순환을 개선한다. 근육과 근육이 서로 잡아당기는 것을 느슨하게 한다. 근육의 연계를 강화한다. 생활 습관을 개선한다……. 이런 방법으로 통증이 해소된다.

6

림프가 자연스럽게 흐르는
몸을 만든다

림프란
무엇인가?

사람의 몸은 60퍼센트가 수분

'사토식 림프 케어'의 핵심은 림프라는 체액에 있다. 지금부터는 림프에 관해 자세히 설명하겠다.

사람의 몸은 60퍼센트가 수분으로 구성되어 있다. 예를 들어 몸무게가 50킬로그램인 사람은 약 30킬로그램이 수분이다. 수분 중에서 약 3분의 1은 혈액과 림프 등의 체액이며, 이 가운데 4분의

1이 혈액이고 나머지 4분의 3이 림프다. 이들 체액이 몸의 세포에 영양소와 산소를 운반하고 노폐물을 흘려보내 배설하는 중요한 역할을 맡고 있다. 림프가 끊임없이 순환하는 것이 중요하다는 이야기를 지금까지 수없이 해왔는데, 림프의 정체와 순환 구조를 통해 림프 케어의 의미와 중요성을 생각해보자.

혈관과 림프관의 역할

림프는 어떻게 몸속을 순환하고 있을까? 그 메커니즘을 설명하기 전에 먼저 주된 체액인 혈액과 림프에 관해 각각 살펴보도록 하자.

혈관과 림프관의 역할은 주로 세 가지다.

① 산소를 보내고 이산화탄소를 회수한다
② 영양분을 운반하고 노폐물을 회수한다
③ 면역을 담당하는 백혈구를 운반하고 세균과 바이러스를 퇴치한다

우리의 몸속에는 혈액을 순환시키는 혈관과 림프가 온몸을 돌게

하는 림프관이 각각 거미줄처럼 퍼져 있다. 혈관에는 동맥과 정맥, 그리고 모세혈관이 있다. 동맥은 심장에서 보낸 혈액을 온몸으로 운반하는 혈관으로, 펌프인 심장의 박동을 통해 혈액을 보낸다. 굵은 동맥은 서서히 분기되어 가늘어지며, 이윽고 손 끝 등의 작은 부분을 지나가는 매우 가는 모세혈관이 된다. 그리고 모세혈관이 합류해 정맥이 되어 혈액을 심장으로 보낸다.

동맥 쪽의 모세혈관에서는 혈액 성분의 일부가 체액으로 배어 나와 산소와 영양소를 세포에 보낸다. 한편 정맥 쪽에는 이산화탄소나 세포 안에 쌓였던 노폐물을 재흡수하는 역할이 있다. 요컨대 동맥에서 전송된 혈액의 일부는 체액으로서 모세혈관의 밖으로 새어 나오며, 그 후 이산화탄소나 노폐물 등과 함께 모세혈관에 다시 흡수되어 정맥을 통해 심장으로 돌아간다.

한편 림프관은 혈액과는 다른 체액의 경로로, 피부 바로 밑에 있는 림프관 말단이라고 부르는 부분에서 시작된다. 림프관 말단은 식물의 뿌리처럼 세포나 조직 사이에 세밀하게 분포한다. 모세혈관에서 새어 나온 체액을 흡수해 모세 림프관에서 굵은 림프관으로 운반한다.

온몸을 순환하는 림프관

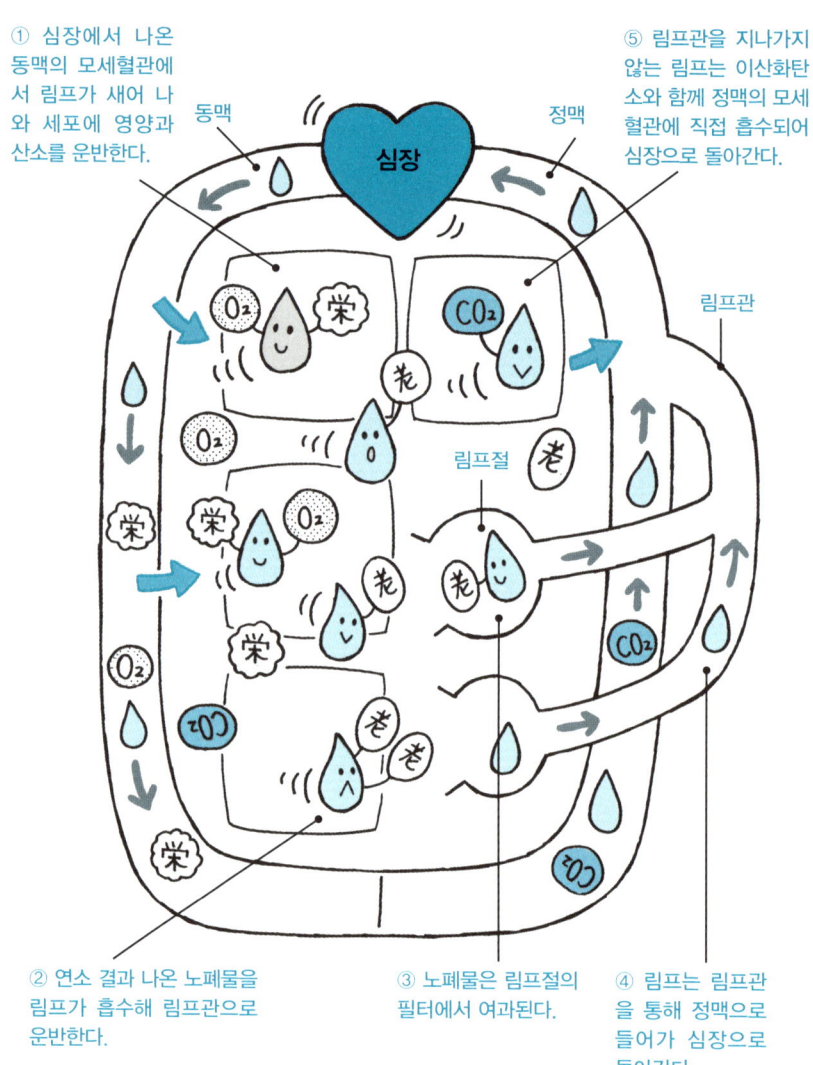

림프는 혈관에서 새어 나온 액체

혈관과 림프관은 별개의 경로인데, 혈액은 림프에 매우 중요한 존재다. 림프는 모세혈관에서 새어 나온 액체이기 때문이다. 그러면 순서대로 살펴보자. 혈액과 림프가 몸속을 어떻게 순환하는지도 알 수 있다.

먼저, 신선한 산소를 머금은 혈액이 심장에서 동맥을 타고 흘러 나간다. 산소의 대부분은 혈액 속의 적혈구에 싸여 있다. 그리고 혈액이 동맥에서 나와 세포 사이로 향할 때 적혈구와 산소가 분리된다. 적혈구는 그대로 혈관 속을 흘러가지만 적혈구가 들어 있지 않은 액체는 모세혈관에서 새어 나와 세포에 신선한 영양소와 산소를 전달한다. 이 적혈구가 들어 있지 않은 액체를 림프라고 한다.

혈액에서 붉은 색이 빠진 액체 같은 것을 상상해보기 바란다. 가령 화상을 입어서 물집이 생기면 그 안에 노란 빛이 나는 액체가 차는데, 이것도 림프의 일종이다.

림프에는 두 종류가 있다

림프에는 두 종류가 있다. 림프관을 흐르는 '관내 림프'와 세포 사이를 흐르는 '사이질 림프'다. 이 두 종류의 림프 모두 원래는 모세혈관에서 새어 나온 같은 액체지만 몸의 어느 장소에 있느냐에 따라 명칭이 나뉜다. 일반적으로 말하는 '림프 마사지' 등에서의 림프는 림프관 속을 흐르는 관내 림프를 가리키지만, '사토식 림프 케어'에서 중요한 것은 사이질 림프다. 이 책에서 말하는 '림프'는 사이질 림프를 가리킨다.

세포는 림프에서 새로운 영양소와 산소를 공급받아 에너지를 변환하고 세포를 합성한다. 그리고 남은 산화물 등의 노폐물을 다시 림프에 배출한다. 노폐물이나 이물질, 세균 등의 노폐물을 머금은 림프는 림프관으로 운반되며, 림프절에서 세균 등의 이물질이 여과된다. 이 림프절은 림프 내의 세균 같은 이물질을 여과하는 필터 역할을 한다. 림프절은 지름이 약 1~25밀리미터인 강낭콩처럼 생긴 기관으로, 대부분이 머리와 체간, 손발을 연결하는 관절 부위에 집중되어 있다.

그리고 림프절에서 여과된 림프는 림프관에서 정맥으로 흡수된 뒤 다시 혈액이 되어 심장으로 돌아간다.

근육의 펌프 운동이
림프를 흐르게 한다

굴근과 신근의 움직임이 림프를 흐르게 한다

지금까지 여러 차례 이야기했듯이, 림프를 순환시키는 것은 근육의 펌프 작용이다. 림프관 자체가 수축해서 흐름을 족진하기는 하지만, 심장이 혈액을 내보낼 때처럼 강한 힘을 내지는 못한다. 그래서 근육이 림프관 주위에서 펌프처럼 신축을 반복해 림프의 흐름을 지원한다. 이제 림프가 어떤 원리로 흐르는지 알아보자.

림프의 흐름에 관여하는 것은 굴근과 신근의 수축과 확장이다. 앞에서 이야기했듯이 굴근은 관절을 굽힐 때 사용되는 근육이고 신근은 관절을 펼 때 사용되는 근육이다. 관절을 굽힐 때는 굴근이 수축함으로써 림프를 배출하고, 신근은 팽창함으로써 림프를 흡수한다. 한편 관절을 펼 때는 굴근이 팽창함으로써 림프를 흡수하고 신근이 수축함으로써 림프를 배출한다. 이것은 폐가 호흡을 할 때와 같은 원리다. 숨을 들이마실 때는 팽창하고, 내쉴 때는 수축한다.

이와 같이 근육이 정상적으로 활동하면 각각의 굴근과 신근이 수축할 때 림프를 배출하고 팽창할 때 림프를 흡수한다. 이것을 반복함으로써 펌프 운동을 하게 된다.

늘어난 근육에는 림프가 흡수되지 않는다

그러나 수축한 근육의 반대 근육이 팽창하지 않고 늘어나 버리면 림프는 흡수되지 않고 배출만 된다. 그러면 펌프 기능이 저하되며 활동의 질도 떨어진다. 근육을 수축시켰을 때 서로 잡아당기고 있는 근육이 정상적으로 팽창하면 편하게 움직일 수 있다. 그러나 팽창하지 않고 늘어나버리면 수축시킨 쪽의 근육에 부담이 가기 때문에 움직임이 나빠진다.

서로 잡아당기고 있는 근육의 균형이 중요한 이유는 바로 이 때문이다. 몸은 근육의 펌프 운동을 통해 유지되고 있으므로 근육을 느슨하게 해 말랑말랑하고 유연한 상태를 유지하는 것이 중요하다.

림프가
새어 나오는
압력

림프가 흐르는 압력

근육을 느슨하게 하기 위해서는 부드럽게 만지는 것이 가장 중요하다고 이야기했는데, 그 이유를 알아보자.

4장에서 근육을 꽉 짠 물수건에 비유했듯이, 딱딱해진 근육을 아무리 누르거나 주무르거나 잡아당겨도 근육은 림프를 흡수하지 못한다. 또 앞에서 피부에 약한 자극을 주면 뇌가 반응해서 그 부분의 근육을 느슨하게 하라는 신호를 보낸다는 이야기를 했는데, 그 밖에도 또 다른 이유가 있다.

'1제곱센티미터당 20그램 이하'여야 하는 이유

여기에서는 '1제곱센티미터당 20그램 이하의 압력'이 핵심이다. 20그램은 모세혈관에서 림프가 새어 나오는 압력이다. 혈관 속에는 1제곱센티미터당 약 20그램의 압력이 가해진다. 그러므로 피부 위에서 그보다 높은 압력을 가하면 림프가 새어 나오지 못하고 되밀려서 들어가버린다. 뇌에 신호를 보내기 위해 필요한 약한 자극(압력)이 림프가 새어 나오는 압력보다 강하면 효과가 없어진다.

힘은 약할수록 좋지만, 닿을락 말락이 아니라 확실히 만지기 바란다. 힘을 약하게 주는 것만 신경 쓴 나머지 만지지 않는 부분이 있어서는 안 된다. 어디까지나 약한 자극이 필요하다.

'손바닥으로 골고루 약하게 만진다, 쓰다듬는다, 문지른다'가 근육을 느슨하게 하는 중요한 요소다.

림프가 새어 나오는 압력

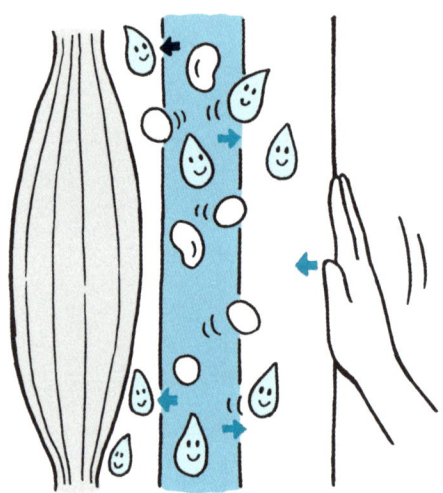

약한 힘으로 만진다
20그램 이하의 압력으로 부드럽게 만지면, 모세혈관에서 림프가 새어 나온다. 림프가 세포를 순환하고, 근육도 느슨한 상태가 된다.

강한 힘으로 만진다
20그램 이상의 압력으로 만지면 림프가 되밀려서 새어 나오지 못하게 된다. 세포에도 림프가 흐르지 않게 되어, 근육은 딱딱하게 굳어 버린다.

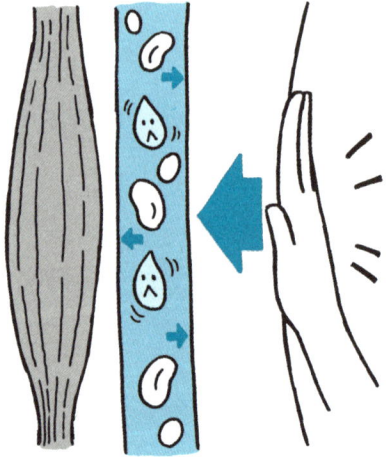

키워드는 '마이너스 압력'

그런데 처음에는 이 '20그램 이하의 압력'이 잘 이해가 안 되는 경우가 많다. 지금까지 상식이었던 지압이나 마사지의 이미지가 강하게 뿌리를 내린 탓에 자기도 모르게 꾹꾹 누르거나 주무르려고 하기 때문이다. 그래서 내가 생각해낸 키워드가 '마이너스 압력'이다. 쓰다듬거나 만질 때 손바닥으로 마이너스의 압력을 가한다고 생각하기 바란다. 손바닥으로 만졌을 때 조금이라도 힘을 줘서 누르면 그것은 '플러스 압력'이 된다. 만진 부분의 피부가 들어가거나 상하좌우로 움직인다면 힘을 너무 세게 줬다는 뜻이다. 가령 식빵에 손바닥을 올려놓았을 때 식빵의 표면이 조금이라도 들어가면 힘을 너무 세게 준 것이다. 손바닥으로 피부를 감싸고 빈틈없이 밀착시킨 채로 살짝 띄워 보기 바란다. 손바닥의 흡인력(실제로 잡아당기는 것은 아니며 어디까지나 이미지다)으로 압력을 가한다는 느낌이기 때문에 '마이너스 압력'이다.

그래도 20그램 이하의 압력이 감이 잡히지 않는다면 실제로 손의 압력을 측정해봐도 좋다. 요리용 디지털 저울에 손을 올려놓고 20그램의 무게가 어느 정도인지 측정해보기 바란다. '이렇게 약하게 하라고?'라는 생각에 깜짝 놀랄 것이다.

또 '한손 만세 체조'에는 뺨과 목, 가슴, 겨드랑이 등에 손을 대는 동작이 있다. 이때 의식하지 않고 그대로 손을 올려놓으면 손이나 팔의 무게가 더해져 20그램 이상의 압력이 가해지니 주의하자.

'손을 올려놓는다'가 아니라 '손을 댄다'고 생각하기 바란다. 어디까지나 부드럽게, 가볍게 만지는 것이 중요하다.

'림프를 흐르게 하면 건강해진다'는 것은 큰 오해다

'림프 마사지'와 '림프 케어'의 차이점

조금이라도 건강에 흥미가 있는 사람이라면 '림프는 중요한 체액. 림프가 흐르지 않게 되면 몸이 부으며 건강에 좋지 않다…….' 등의 지식을 가지고 있다. 그러나 흔히 이야기하는 '림프 마사지'나 '림프를 흐르게 한다'는 것은 림프관이나 림프절에 정체된 림프를 억지로 흐르게 하는 행위다.

사실 온몸의 림프관을 통해 운반되는 관내 림프는 세포 속을 순환하는 사이질 림프 중 약 10퍼센트에 불과하다. 나머지 약 90퍼센트는 정맥의 모세혈관에서 흡수된다. 요컨대 흐름이 정체된 관내 림프만을 억지로 흐르게 한들 세포 사이에 있는 림프가 원활히 흐르지 않는 상황에서는 진정으로 흐름이 개선되었다고 할 수 없다. 그저 정체되었던 부분이 일시적으로 다시 흐를 뿐이다.

림프 마사지의 대부분은 누르고, 주무르고, 힘껏 문지르는 등의 방법으로 관내 림프를 흐르게 하려고 시도한다. 그러나 당신도 이미 알고 있듯이 강한 압력이 가해지면 혈관에서 림프가 새어 나오지 않게 된다. 게다가 근육도 느슨해지지 않고 딱딱한 근육이 더욱 딱딱해지기 때문에 림프가 더더욱 흐르지 않게 된다. 림프 케어의 관점에서는 그야말로 백해무익한 방법이다.

림프 마사지를 하면 일시적으로는 개운해진다. 몸의 붓기도 사라진 듯이 느껴진다. 그러나 근육과 세포 내에는 여전히 새로운 산소와 영양분이 공급되지 않는 상태다. 림프가 순환하지 않으므로 얼마 안 있어 다시 림프관이 막히고 만다.

억지로 흐르게 하면 흐르지 않는다

노폐물이 원활히 흐르지 않아 림프관이 막힌 상태는 좁아진 배수관이 쓰레기에 막힌 것과 같다. 강한 압력을 줘서 쓰레기를 흘려보내더라도 배수관에 부담이 가해져 망가질 우려 또한 있다. 이 경우 배수관의 본래 굵기를 유지하면서 물이 원활히 흐르는 상태로 되돌릴 필요가 있다.

억지로 림프를 흐르게 하면 림프는 흐르지 않는다. 그러므로 림프를 억지로 흐르게 만들어서는 안 된다. '자연스럽게 흐르는 몸을 만든다'가 정답이다.

림프가
'자연스럽게 흘러야'
건강해진다

나이와 상관없이 세포가 건강해진다

나는 사람 몸의 정점은 60대라고 생각한다. 나 자신이 체험하고 있기 때문이다. 원래 나는 젊었을 때부터 어깨 결림과 요통에 시달렸다. 그런데 림프 케어를 개발해 꾸준히 실천하자 통증과 피로에서 해방되고 몸도 가벼워졌다.

허리와 무릎의 통증이 나았다. 걸을 수 있게 되었다. 귀가 들리게 되었다, 주름이 줄어들었다, 쉬 피로해지지 않게 됐다……. 이것은 실제로 림프 케어를 실천하고 있는 고령자들의 증언이다.

편안히 자려면

　수면은 몸과 마음의 피로나 스트레스 회복에 중요한 역할을 한다. 그러나 잠을 자도 좀처럼 피로가 풀리지 않는다는 사람이 많다.
　당신은 평소에 어떤 자세로 잠을 자는가? 옆으로 눕거나 엎드려야만 잠을 잘 수 있다는 사람은 주의해야 한다. 옆으로 눕거나 엎드린 자세는 언제라도 도망칠 수 있도록 하기 위한 생존 모드의 자세다. 이 자세로 자면 몸은 지나치게 긴장하면서 근육이 수축된다. 이래서는 잠을 자도 피로가 풀리기는커녕 더욱 피곤해질 수밖에 없다.
　가장 편히 잘 수 있는 자세는 큰 대자다. 그런데 근육이 딱딱해지면 가슴이나 팔이 옆으로 벌어지지 않거나 허리가 젖혀져 똑바로 눕지 못하게 되곤 한다. 게다가 목이 앞쪽으로 기울기 때문에 높은 베개도 필요해진다. 큰 대자 자세로 잘 수 있도록 하려면 몸의 강을 세우고 등의 근육을 물침대처럼 말랑말랑하게 만들어야 한다. 그러면 푹신푹신한 침대도 필요가 없다. 얇은 요로 충분하다.

또 림프 케어는 언제 어디서나 해도 좋지만, 잠들기 직전에는 삼가는 편이 좋다. 림프 케어를 통해 교감 신경이 우위에 설 경우도 있으므로 '한손 만세 체조' 정도의 가벼운 체조에 그치도록 하자. 그리고 아침에 눈을 떴을 때 '옆으로 누워 다리 돌리기' 등 다른 케어를 하면 개운하게 잠이 깨서 그날 하루를 활동적으로 보낼 수 있게 된다.

건강한 몸을
유지하려면

림프가 흐르면 몸은 가벼워진다

지금까지의 이야기를 통해 림프의 흐름이 얼마나 중요한지 이해했으리라 생각한다. 림프의 흐름은 신선한 영양소와 산소를 세포 안에 전달하고 연소 후 배출된 노폐물과 이산화탄소를 치워준다. 림프의 흐름이 원활한 몸은 맑은 물이 흐르는 개울과 같다.

이와 같이 림프 케어로 바로잡힌 몸은 많이 움직일수록 림프의

림프의 흐름이 피로 회복의 열쇠

노폐물이 쓸려 나가는 세포
항상 신선한 영양소와 산소가 세포 속을 순환하며, 노폐물과 이산화탄소가 쓸려 나간다.

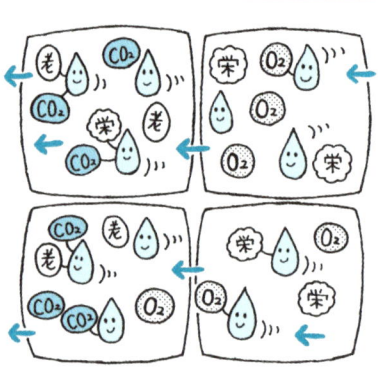
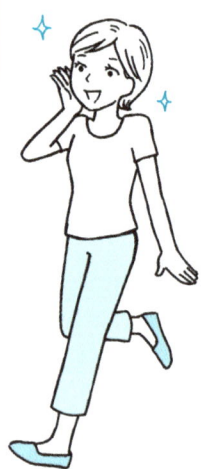

노폐물이 쌓이는 세포
림프의 흐름이 나빠지면 영양소와 산소가 운반되지 않고 노폐물과 이산화탄소가 쌓여 몸이 산화된다.

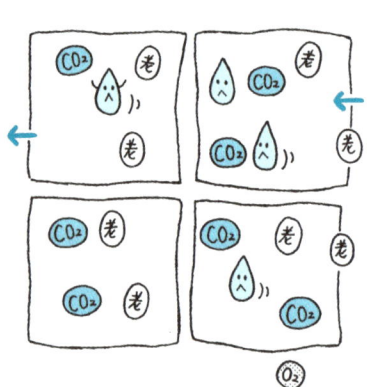
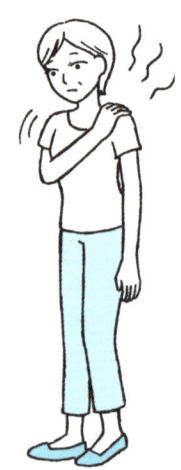

순환이 좋아지고 몸이 가벼워져 피곤을 모르게 된다. 물이 흐르는 몸을 유지한다면 운동을 해도 상관없다.

한편 림프가 흐르지 않는 몸은 신선한 영양소와 산소가 운반되지 않을 뿐만 아니라 노폐물과 이산화탄소가 쌓여서 점점 몸이 산화된다. 비유를 들자면 흐름이 나쁜 지저분한 개천 같은 몸이라고 할 수 있다. 이런 상태가 되면 많이 움직일수록 몸이 무거워지고 피곤해진다.

시험 삼아 '한손 만세 체조(145쪽)'를 한쪽 손만 해보기 바란다. 그리고 일어나서 양 어깨를 빙글빙글 돌려보자. 림프 케어를 한쪽 어깨는 개운하고 빙글빙글 잘 돌아가는데 비해 림프 케어를 하지 않은 쪽 어깨는 움직일수록 점점 무거워질 것이다. 또한 한쪽은 가볍고 한쪽은 무거우므로 균형이 잡히지 않아 왠지 불편할 것이다.

지금까지는 피곤하고 무거운 쪽이 평소의 상태였지만, 림프 케어를 습관적으로 하면 피곤하지 않고 가벼운 쪽이 평소의 상태가 된다.

림프 케어는 무리하지 않고
계속하는 것이 중요하다

"림프 케어의 효과는 언제까지 지속됩니까?"라는 질문을 자주 받는데, 이것은 식물에 물을 주고 "언제까지 버틸 수 있을까요?"라고 물어보는 것과 같다. 정기적으로 물을 주지 않으면 식물이 말라 죽듯이 림프 케어도 꾸준히 해야 효과가 지속된다. 딱딱해진 근육을 일단 느슨하게 만들어도 평소의 자세나 생활 습관이 잘못되었다면 다시 딱딱해진다. 그러므로 반복적이고 지속적인 림프 케어로 근육을 느슨하게 하고 올바른 자세를 의식하며 온몸을 조금씩 바로잡아 나갈 필요가 있다. 한 번의 림프 케어만으로도 효과를 실감할 수는 있다. 그러나 효과를 지속시키려면 하루 1분이라도 매일 계속할 것을 권한다.

사람들이 림프 케어를 시작하는 계기는 대부분 어깨 결림이나 요통 같은 몸의 이상이다. 림프 케어 설명회나 강연회에 참가하는 사람들도 대부분 이런저런 몸의 이상에 시달리고 있다. 그런 통증이나 몸의 이상에서 해방되면 그때까지 고통스럽던 생활이 편해진다. 림프 케어의 효과는 국소 통증 해소만이 아니다. 온몸이 바로잡힘에 따라 몸의 붓기가 사라지고, 얼굴이 작아지며, 허리가 가늘어지고, 처졌던 가슴이 솟는 등 여러 가지 효과가 나타난다. 건강해질 뿐만 아니라 더욱 예뻐진다는 '덤'이 따라온다. 이 덤이 림프 케어를 하는 즐거움의 하나라는 사람도 많다.

림프 케어에 부작용이나 폐해는 없다. 즐겁게 계속해서 점점 건강하고 아름다워지자.

맺음말

'고통'에 초점을 맞추지 않는 삶

"낫지 않네요"라고 말하면 정말로 낫지 않는다

림프 케어를 한 뒤에 통증이 사라지지 않으면 "낫지 않네요"라고 말하는 사람이 있다. 그러나 중요한 것은 '나았다', '낫지 않았다'가 아니라 '통증이 어디에 있는가?'에 있다.

"통증이 어디에 있는지만 가르쳐 주십시오"라고 부탁했더니, "어? 통증이 사라졌어요! 지금까지는 아프다, 아프다 생각만 했는데, 아프지 않은 곳을 의식하니까 통증이 거짓말처럼 사라졌어요!"

이것은 어느 설명회에서 실제로 있었던 이야기다.

통증이 사라지지 않는 데 초점을 맞추면 좀처럼 낫지 않는다. 이것은 통증을 찾고 있기 때문이다. 통증을 찾으면 통증이 나타나기 마련이다.

'통증을 찾지 않는' 것은 매우 중요한 일이다.

통증뿐만 아니라 여드름이나 상처 등이 있으면 신경이 쓰여서 만지게 된다. 만지지 않으면 곧 나을 것을 악화시켜 버릴 때도 있다. 통증도 이와 마찬가지다. 신경을 쓰면 쓸수록 더 심해지는 경우가 많다.

'힘을 뺀다', '애쓰지 않는다', '아픔을 찾지 않는다'

그러나 독자 중에는 '말은 그렇게 해도 아픈 건 아프다고!'라고 생각하는 사람도 있을지 모른다. 이 생각을 서서히 바꿔 나가자. 통증이 없는 부분을 찾는 것이다. 많은 사람이 고통에 초점을 맞추는데, 힘을 빼고 건강하게 살기 위해서는 그 초점을 바꿀 필요가 있음을 림프 케어를 통해 많은 사람들에게 알리고 싶다.

　이 책에서 소개한 모든 케어 방법을 실천할 때 중요한 점은 아프지 않도록 몸을 움직이는 것이다. 아픔을 느끼면 긴장하기 때문에 근육이 느슨해지지 않는다. 다시 한 번 말하지만, 건강해지기 위해 통증이나 고통을 참고 운동이나 근육 트레이닝, 마사지, 스트레칭 등을 할 필요는 전혀 없다.

　나는 '힘을 뺀다', '애쓰지 않는다', '아픔을 찾지 않는다'라는 생각을 받아들이는 것이 지금보다 편하고 건강해지기 위한 첫걸음이라고 생각한다.

　'사토식 림프 케어'는 건강하고 젊게 오래 사는 데 확실한 도움이 될 것이다. 무리하지 말고 매일 조금씩 꾸준하게 해보기를 진심으로 권한다.